AF263961

Fernöstliche Erotik

Exotik, Fantasie und sinnliche Visionen des Ostens

Hans-Jürgen Döpp

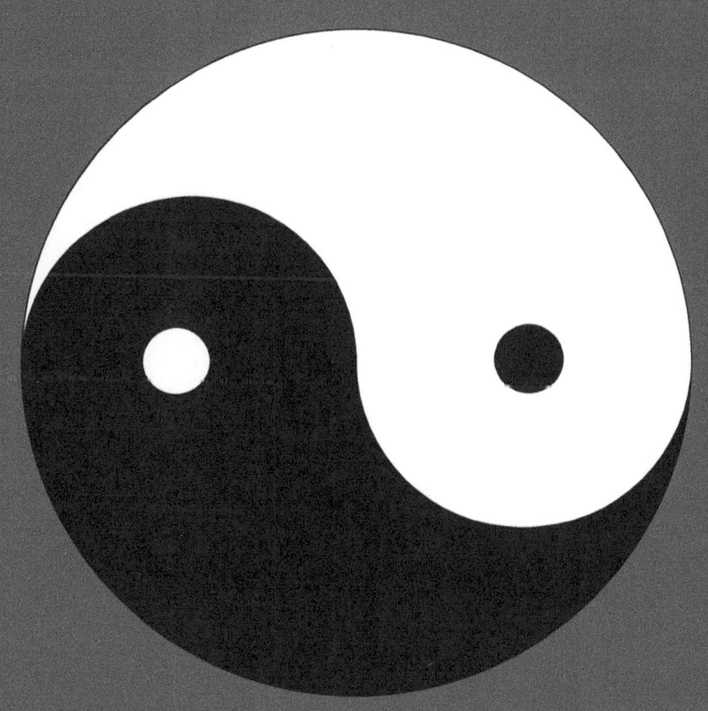

ZUR CHINESISCHEN EROTIK

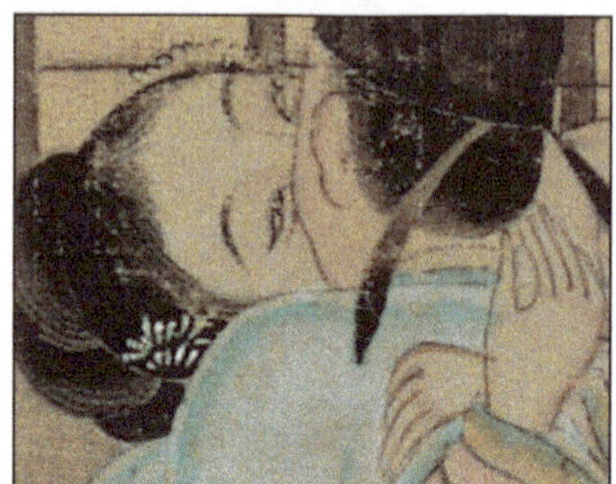

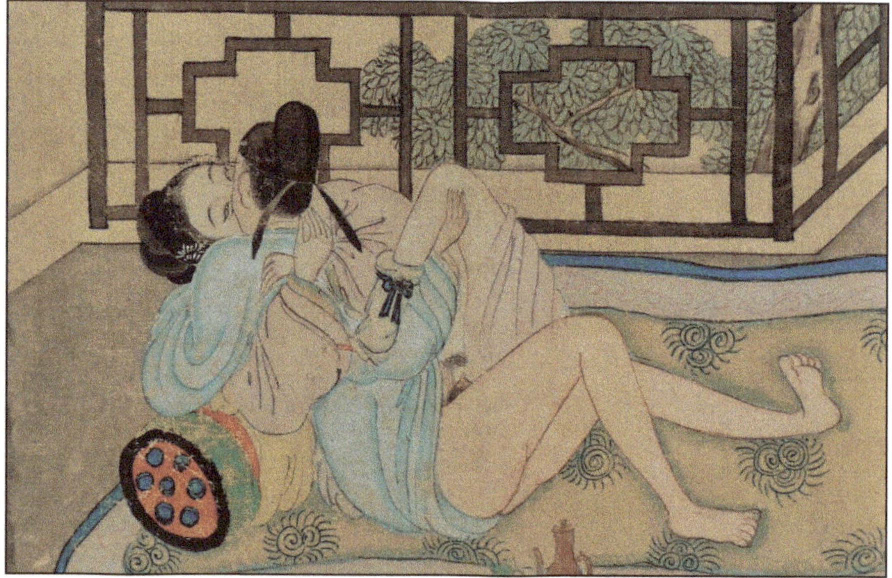

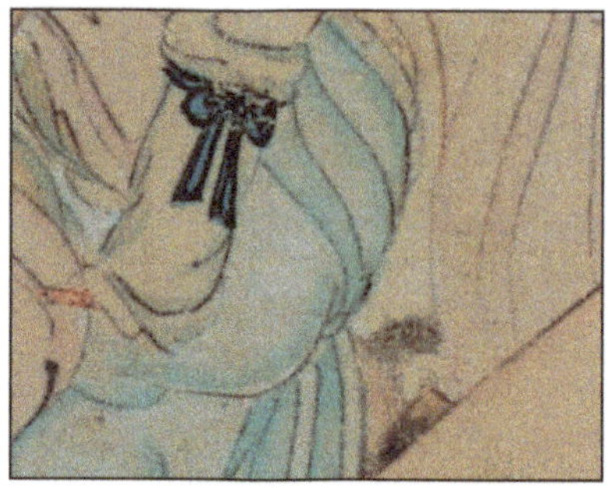

Zur chinesischen Erotik

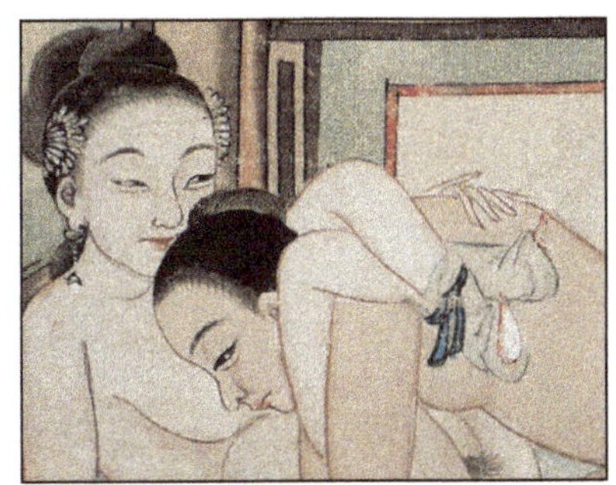

In der taoistischen Kunst wie im taoistischen Leben war Harmonie das Ziel, Harmonie zwischen den Teilen der dialektischen Situation, die zum Einklang zwischen dem Menschen und dem bewegten Universum und zur höchsten Gelassenheit führte. In diesem Kontext war Liebe für die alten Chinesen eine Form, die Kräfte des Himmels und der Erde in Einklang zu bringen und damit den schöpferischen Zyklus der Natur in Gang zu halten. So wurde "Erotik" zu einer Lebenskunst und zugleich zu einem integralen Bestandteil der "Religion", soweit sich die europäischen Begriffe der Erotik und der Religion auf diese philosophischen Anschauungen übertragen lassen.

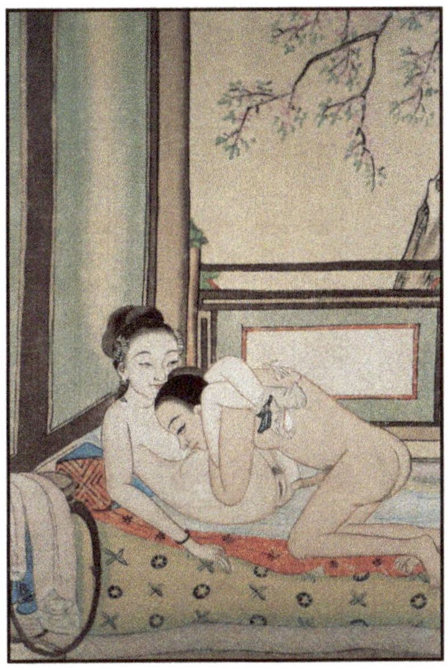

Die chinesische taoistische Religion geht davon aus, dass Lust und Liebe reine Dinge sind. "Wenn wir zur chinesischen Erotik Zutritt finden wollen," schreibt Etiemble, ein Kenner der Kunst Chinas, "müssen wir uns von dem Sündenbegriff freimachen, von der Opposition zwischen dem absolut schlechten Fleisch und dem Geist, der absolut rein wäre". Eine Auffassung, wie sie im Christentum vorherrscht. Insofern halte uns die chinesische erotische Kunst einen Spiegel vor Augen, der uns zeige, wie "verdorben" und "vorein-genommen" wir sind.

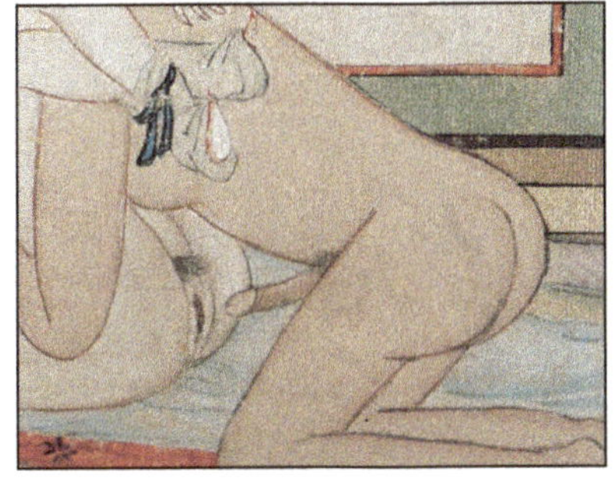

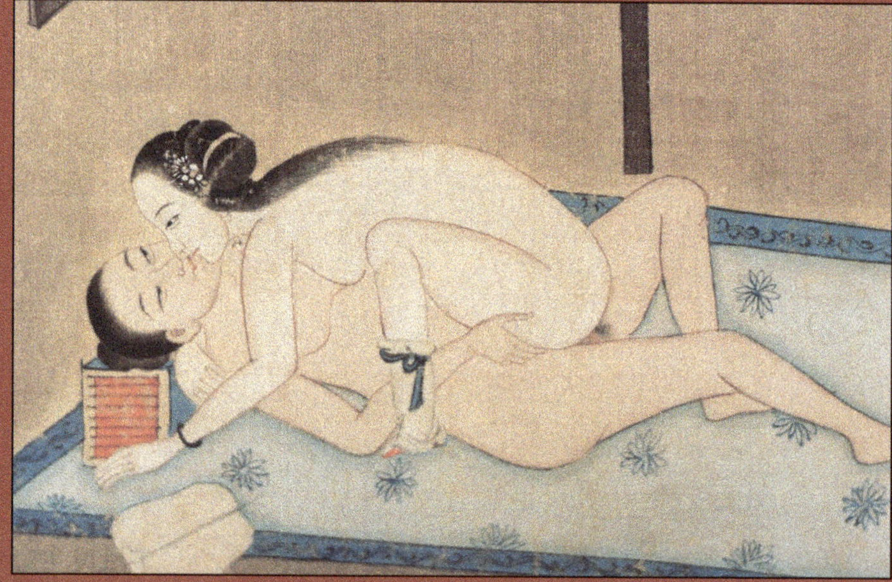

6

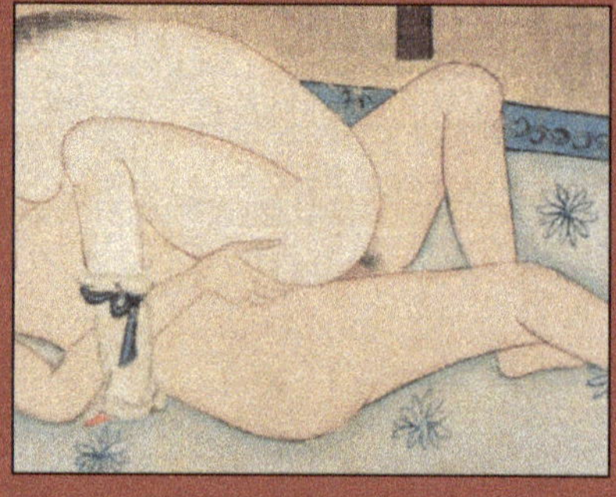

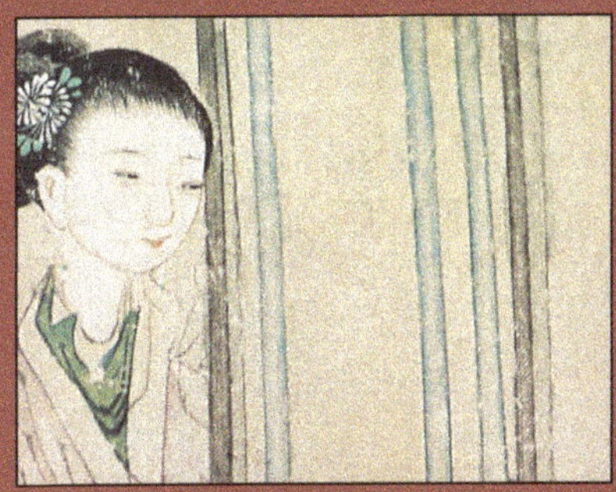

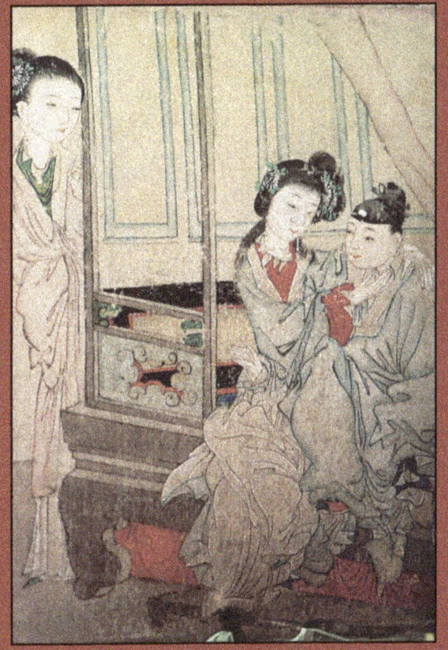

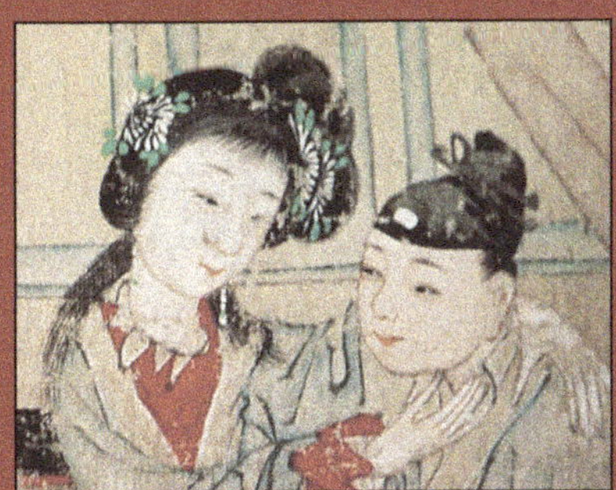

Das Wortpaar yin und yang macht uns in direkter Weise mit der chinesischen Erotik bekannt: "Der Weg des yin und des yang" bezeichnet im Chinesischen den Koitus. Eine der berühmtesten Formeln der altchinesischen Philosophie, "yi yin yi yang cheh we tao", "Einerseits yin, andererseits yang, das ist das Tao", deutet an, dass der Koitus zwischen Mann und Frau die gleiche Harmonie ausdrückt, die im Wechsel von Tag und Nacht, von Winter und Sommer herrscht. Der Koitus symbolisiert die Weltordnung, die Ordnung des Guten, während er in unserer Kultur mit einem alten Makel behaftet ist.

Das ist auch die Meinung des Meisters Tung-hüan in seiner Liebeskunst: "Der Mensch ist das erhabenste der Geschöpfe unter dem Himmel. Von allem, was ihm zukommt, lässt sich nichts mit der geschlechtlichen Vereinigung vergleichen: nach der Harmonie des Himmels mit der Erde gebildet reguliert sie das yin und beherrscht das yang. Diejenigen, die diesen Sinn begreifen, können ihre Substanz erhalten und ihr Leben verlängern; diejenigen, die nicht die wahre Bedeutung verstehen, werden sich schaden und ihre Tage verkürzen". So wichtig die Teilung des Universums in yin und yang ist, so wichtig ist auch die Idee, dass beide Prinzipien untrennbar sind und sich gegenseitig beeinflussen.

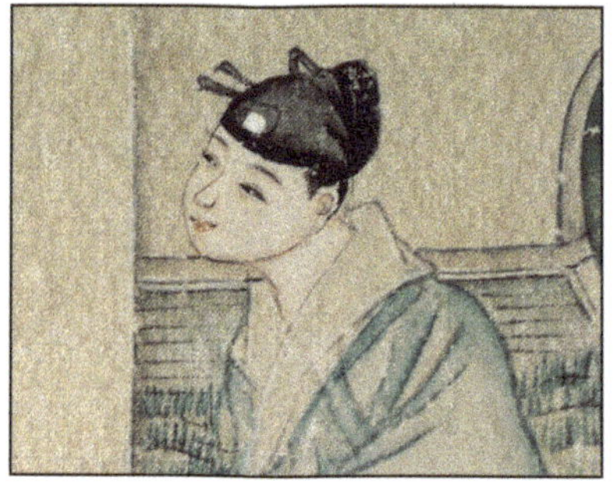

8

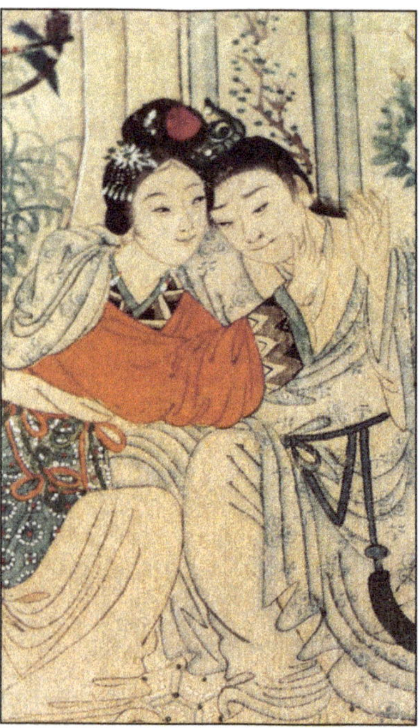

Zahlreiche chinesische Handbücher sind uns überliefert, die den Liebenden eine sexuelle Erziehung zu geben versuchen, deren Techniken zugleich der Lust, der Moral und der Religion zugute kamen. Dabei wird der Koitus stets indirekt poetisch umschrieben, z. B. als "Blütenkrieg", als "die große Kerze anzünden", als "Spiel von Wolke und Regen". Vielfältig sind die Metaphern für sexuelle Positionen:

Seide abhaspeln;

der zusammengerollte Drache;

die Vereinigung der Eisvögel;

die flatternden Schmetterlinge;

die Bambusse am Altar;

das Paar der tanzenden Phönixe;

das galoppierende Turnierpferd;

der Sprung des weißen Tigers;

die Katze und die Maus im

selben Loch.

Es widerspricht der chinesischen Ästhetik, Dinge unverhüllt und direkt anzusprechen. Eine Sache soll durch Anspielungen suggeriert werden, ohne sie gleich auf den ersten Blick deutlich zu machen. Jeder Verstoß gegen diese Tradition gilt als vulgär. Schon der europäische Begriff der "Erotik" wäre zu direkt; er wird mit der "Idee des Frühlings" umschrieben.

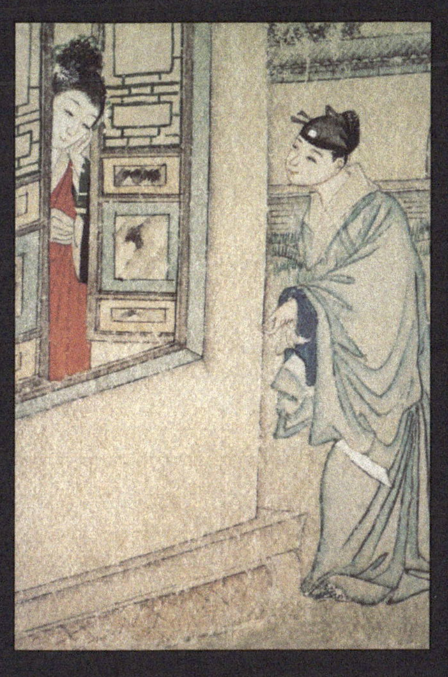

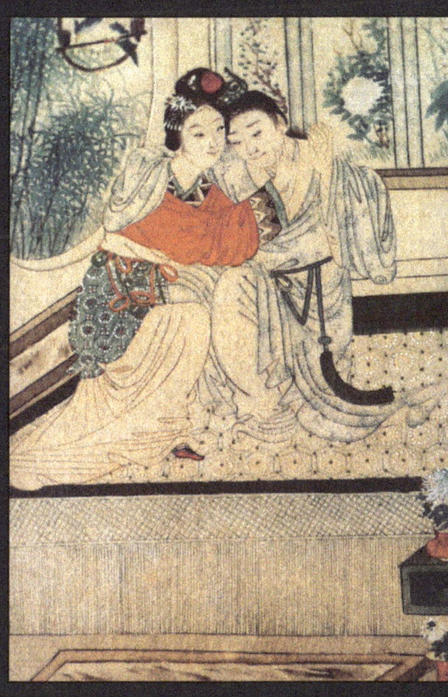

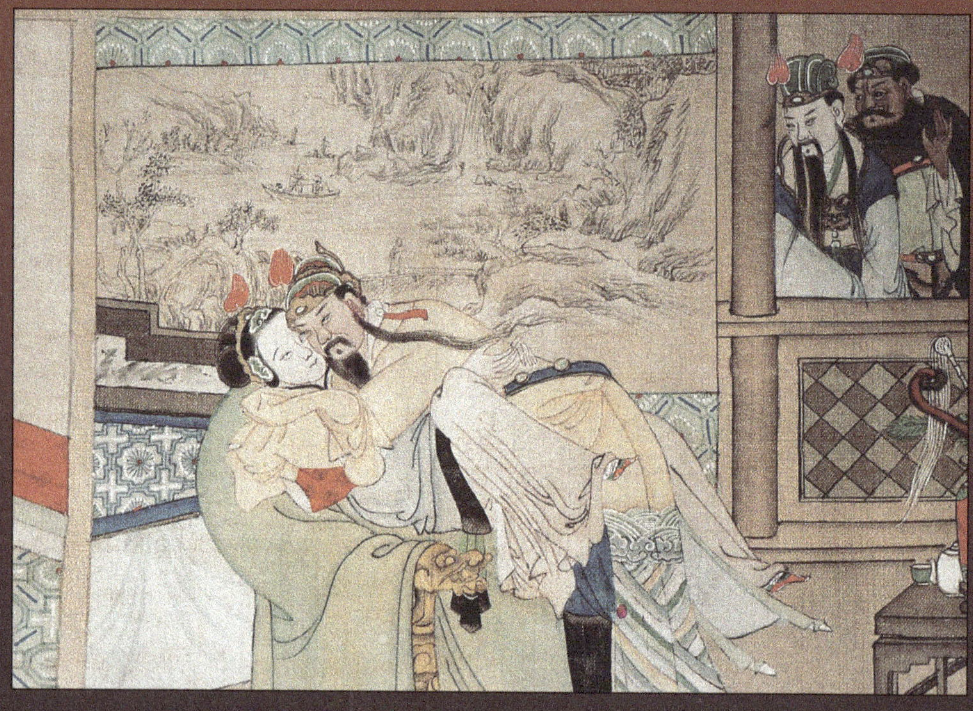

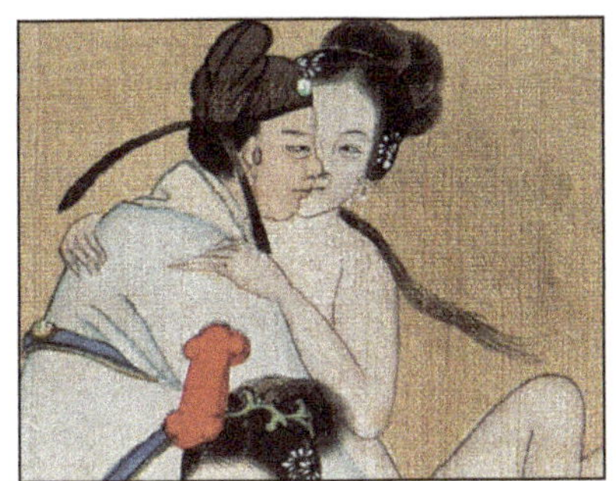

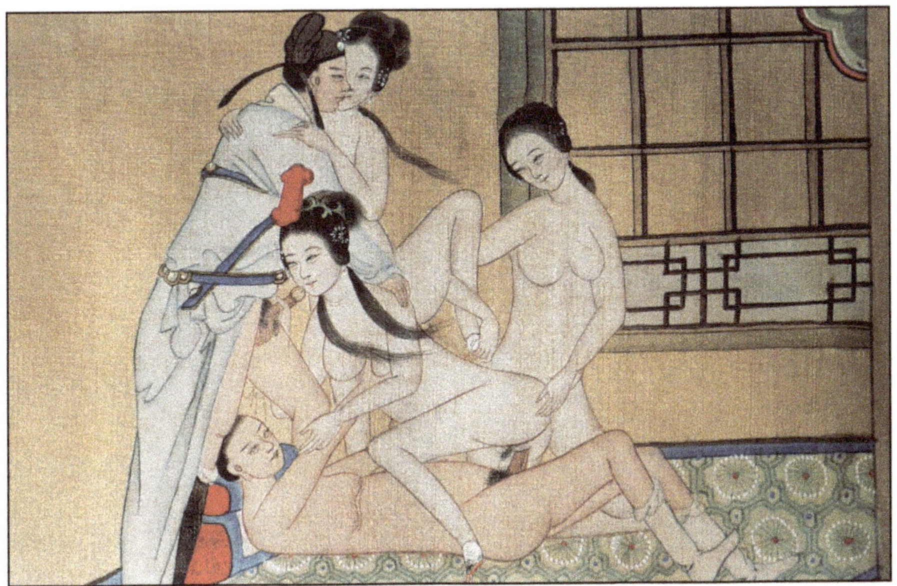

pornografisch dargestellt,
sondern immer im Kontext von
Schönheit und Harmonie.
Bedeutungsvolle und
symbolträchtige Details
bereichern die Bilder, Details, die
der europäische Betrachter in
ihrer Bedeutung oft nur schwer
entschlüsseln kann. Der Darstellung von Zärtlichkeit wird ein
hoher Stellenwert beigemessen.
Die Gesichter der Liebenden sind
eher von Gleichmut als von
Leidenschaft geprägt.

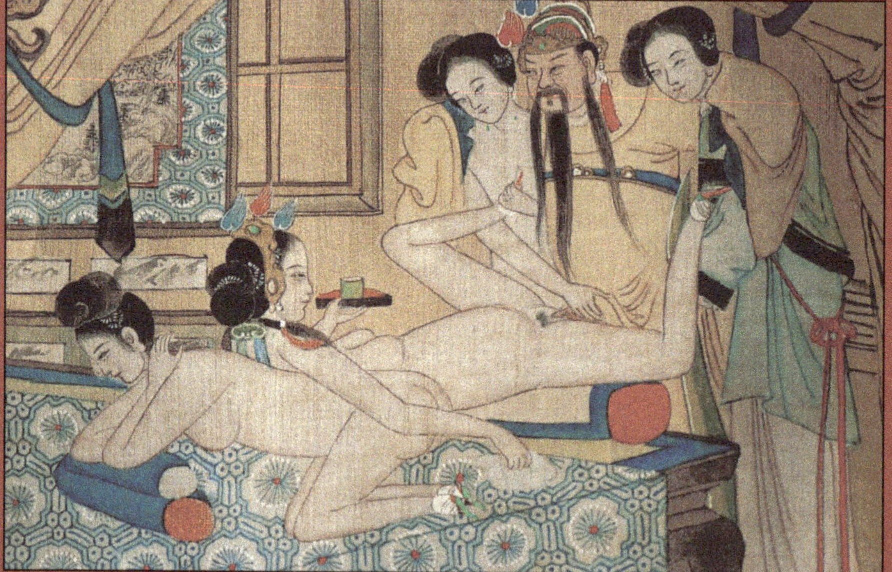

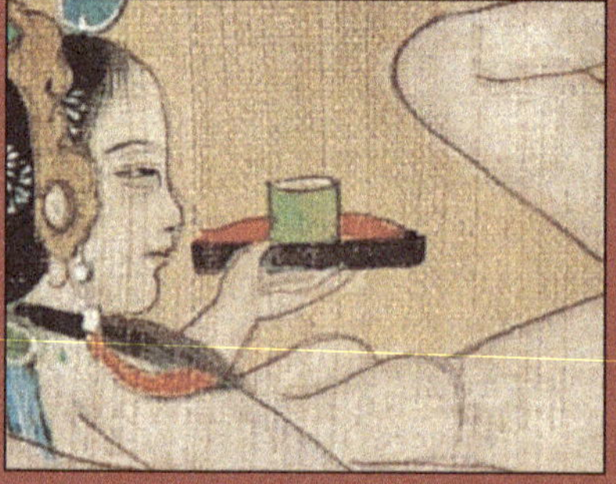

Auf diese feine Weise versichert eine der ältesten und fruchtbarsten Kulturen der Erde durch ihre Religion, dass es sinnvoll und gut ist, die Liebe zu vollziehen. Im Zentrum der taoistischen Lehrbücher steht dabei die Technik der Samenenthaltung, die eine unvergleichliche Wirkung zeitige. Nicht nur, dass der Mann seine Kräfte nicht verausgabe und die Frau befriedigt werde; es vollzog sich zwischen ihnen auch eine subtile Alchimie: Der Mann empfing von der Frau das yin, und diese gewann vom Mann die reine Essenz des yang. Der coitus reservatus gilt, ebenso wie im Tantrismus, als die höchste Form der geschlechtlichen Vereinigung. Durch ihn wird es möglich, die Trennung zwischen männlicher und weiblicher Energie zu überwinden. Ziel ist also nicht die Zeugung neuen Lebens, sondern die Identifikation mit den kosmischen Kräften des Lebens.

(Belächeln wir nicht die Säftetheorie, die davon ausgeht, dass der Same durch die Wirbelsäule ins Hirn geleitet wird: In der europäischen Medizin des 17. und 18. Jahrhunderts galten ähnliche Annahmen auch hier. Und niemand vergesse die Onanieängste heimlich masturbierender Jünglinge, die infolge allzu häufigen Handanlegens Rückenmark- und Hirnschwund befürchteten).

Während die Ejakulation zwar einen Augenblick der Lust bringe, dann aber zu Erschlaffung des ganzen Körpers, zu Ohrensausen, Ermüdung der Augen und Trockenheit der Kehle führe, bringe der coitus reservatus oder coitus interruptus dagegen eine Stärkung der Vitalität und Schärfung aller Sinnesorgane mit sich.

Von den zahlreichen chinesischen Handbüchern stehen an erster Stelle die von Sou Nu King und von Sou Nu Fang, welcher schildert, wie der legendäre Gelbe Kaiser, Huang-ti (laut Überlieferung 2697 - 2599 vor Chr.) sich von erfahrenen jungen Frauen unterweisen lässt. In der Abhandlung über das Schlafzimmer ist folgender Dialog zwischen dem Kaiser und seiner Lehrerin, einem jungen, natürlichen Mädchen, zu lesen:

"Der Gelbe Kaiser fragte das junge, ganz natürliche Mädchen: Mein Geist ist ungekräftigt und unausgeglichen; mein Herz ist traurig und ich lebe beständig in Angst. Was kann ich tun, um mich davon zu heilen? Das junge, ganz natürliche Mädchen antwortete: Alle menschliche Schwäche stammt aus dem unglücklichen Vollzug des Geschlechtsaktes.

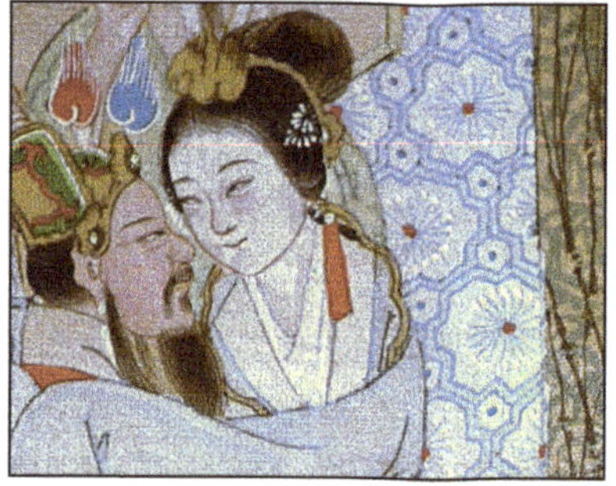

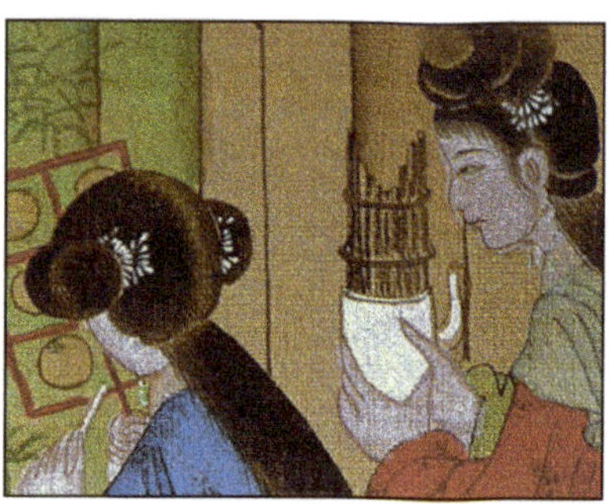

16

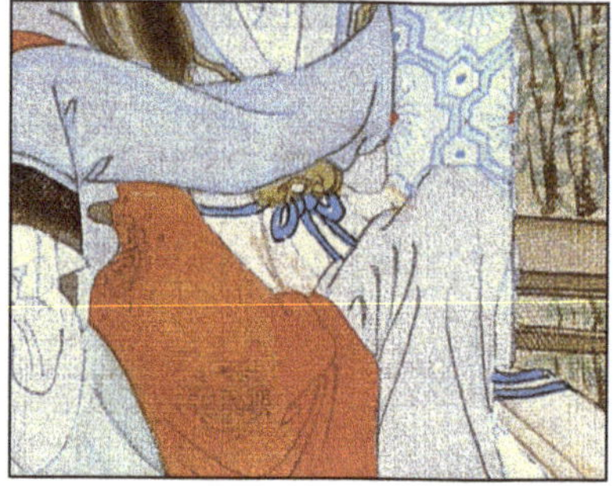

Ebenso wie das Wasser den Sieg über das Feuer davonträgt, siegt die Frau über den Mann. Diejenigen, die in der Kurzweil geschickt sind, ähneln den guten Köchen, die zu einer schmackhaften Suppe die fünf Geschmäcker vereinigen können. Diejenigen, die die Kunst des yin und yang verstehen, können die fünf Arten der Wollust vereinigen; die es nicht können, sterben vor der Reife, ohne wirklich das geringste Vergnügen aus der Lust gewonnen zu haben. Muss man sich nicht gegen diese Gefahr schützen?"

Und eine andere Lektion aus diesem Werk:

Huang-ti fragte: „Was erlangt man mit der Ausführung des Beischlafs auf dem Wege des Yin-Yang?"

„Dem Manne dient der Beischlaf dazu, seine Energien hervorzubringen - der Frau, ihre Krankheiten abzuschütteln. Diejenigen, die die Methode nicht kennen, meinen, der Beischlaf könne der Gesundheit schaden. In Wirklichkeit hat der Beischlaf nur ein Ziel, nämlich die Freude und die körperliche Lust, aber auch die Ruhe des Herzens und die Stärkung der Willenskraft. Der Mensch fühlt sich weder satt noch hungrig, weder kalt noch warm; der Körper ist befriedigt und die Seele gleichermaßen.

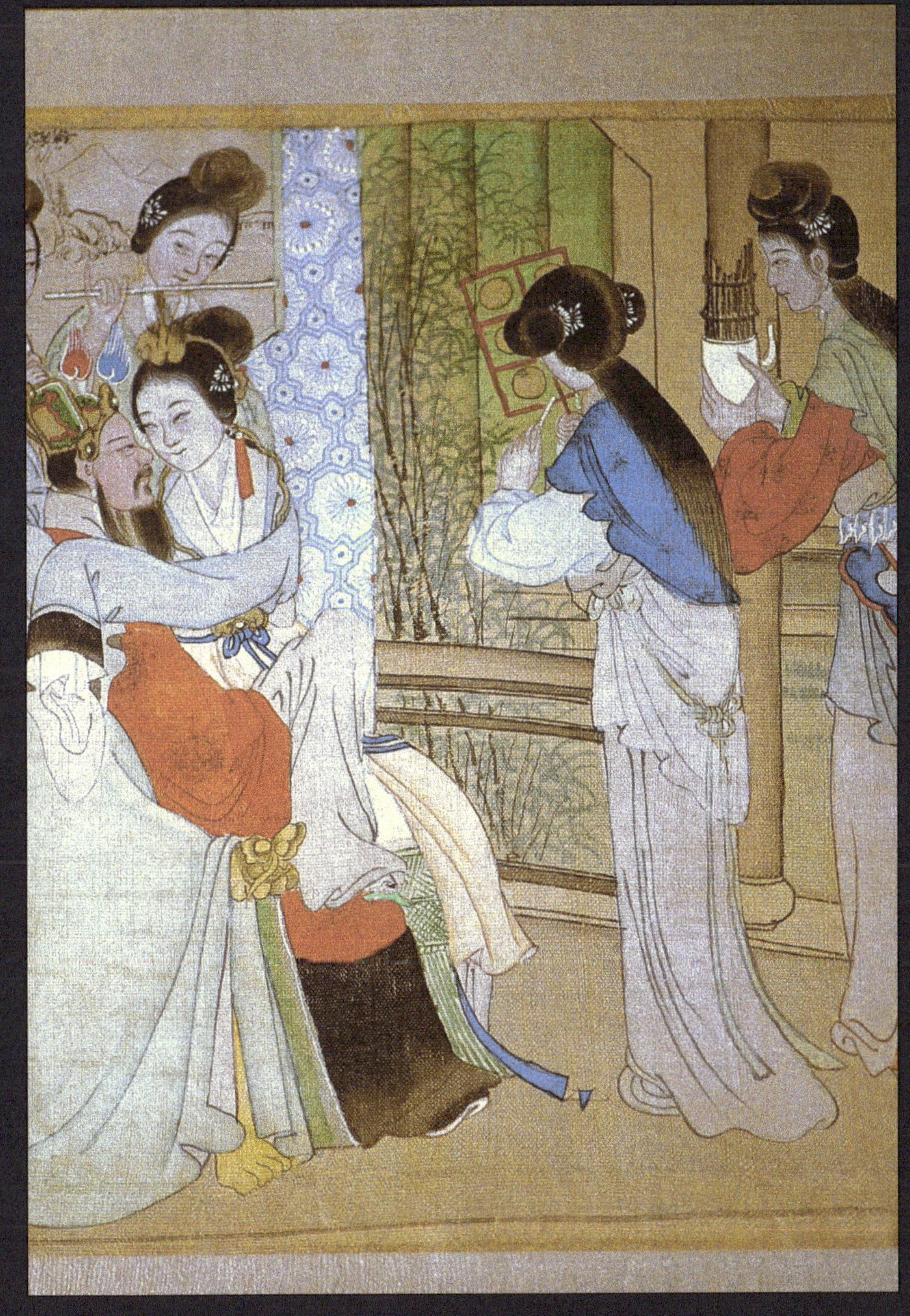

Die Energie strömt gelinde hin und wieder und keinerlei Begehren stört diese Harmonie; so wirkt sich das Ergebnis solcher Vereinigung aus. Wenn man diese Regel befolgt, werden die Frauen zum vollen Genusse kommen und die Männer stets gesund bleiben," erwiderte Sunü.

Alle diese Lehrbücher empfehlen, möglichst oft und bis ins hohe Alter hinein, die Liebe zu vollziehen: „Der Mann möchte, auch wenn er noch so alt ist, nicht ohne Frau leben; ist er ohne Frau, leidet seine Konzentration; leidet seine Konzentration Yi, erlahmen seine Verstandeskräfte Shen; erlahmen seine Verstandeskräfte, verringert sich seine Lebensdauer."

Aus der Han-Zeit, also aus vorchristlicher Ära, sind acht Werke bekannt, die sich der Liebeskunst widmen. Seit dieser Zeit gilt das Credo: "Die Kunst der sexuellen Beziehung zu den Frauen besteht darin, Herr seiner selbst zu bleiben, indem man nicht ejakuliert, damit das Sperma zum Gehirn zurückläuft und in es eindringt". Jeder gebildete Chinese wusste, dass man die männliche Kraft stärken konnte, indem man aus der "Jadequelle" trank, d.h., dass man in der Frau blieb, während sie den Orgasmus bekam, und dass man sie erst danach verließ, ohne den Samen von sich gegeben zu haben.

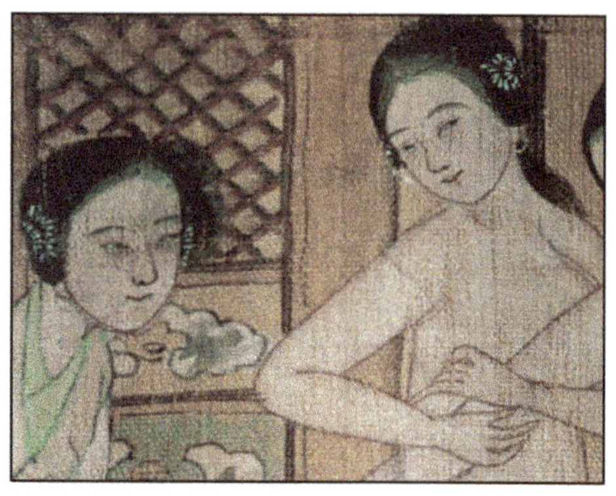

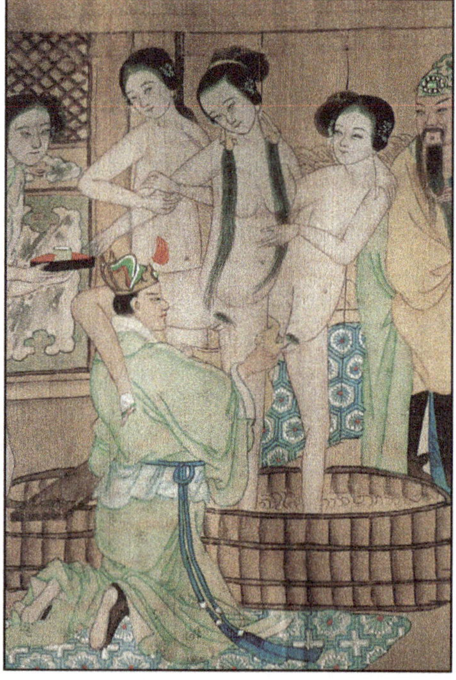

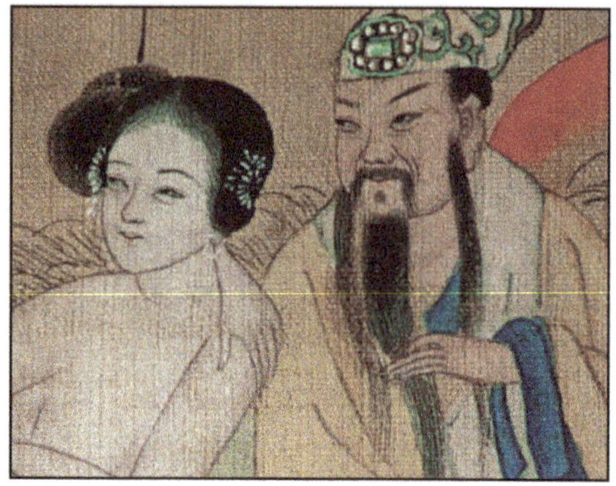

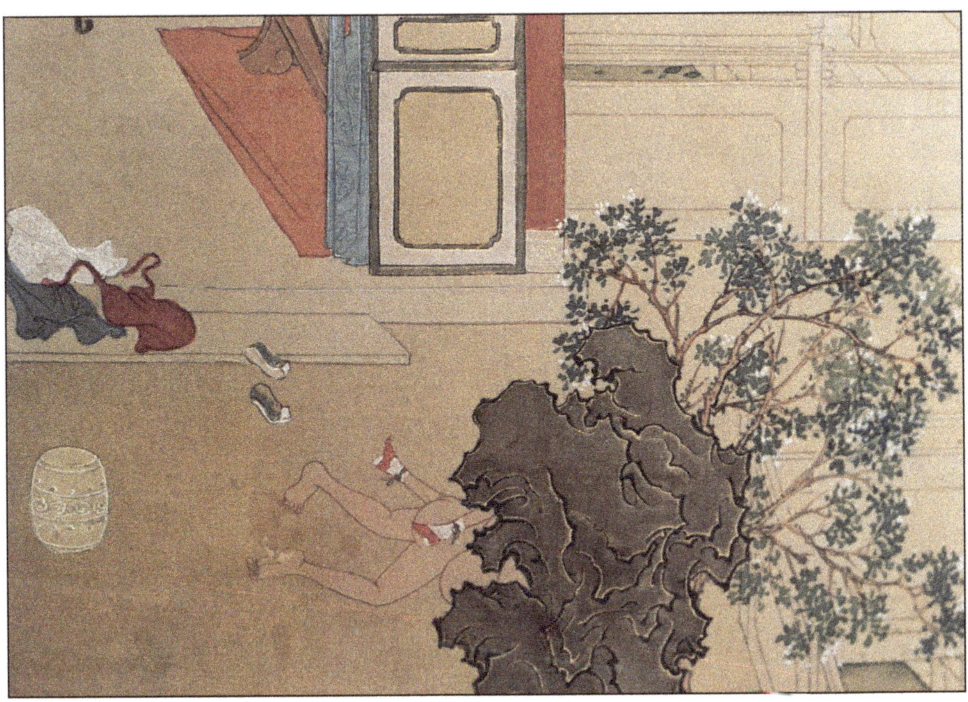

Die Traktate lehren, dass man auf diese Weise mit mehreren Frauen in derselben Nacht Beischlaf haben kann. Eine taoistische Weisheit betont dabei den gesundheitlichen Aspekt: "Diejenigen, die jeden Tag mehrmals Geschlechtsverkehr haben, ohne den Samen zu vergießen, werden alle ihre Krankheiten heilen und ein hohes Alter erreichen. Wenn der Beischlaf mit verschiedenen Frauen vollzogen wird, so ist der Erfolg umso größer. Am besten ist, zehn und mehr Frauen in einer einzigen Nacht zu lieben".

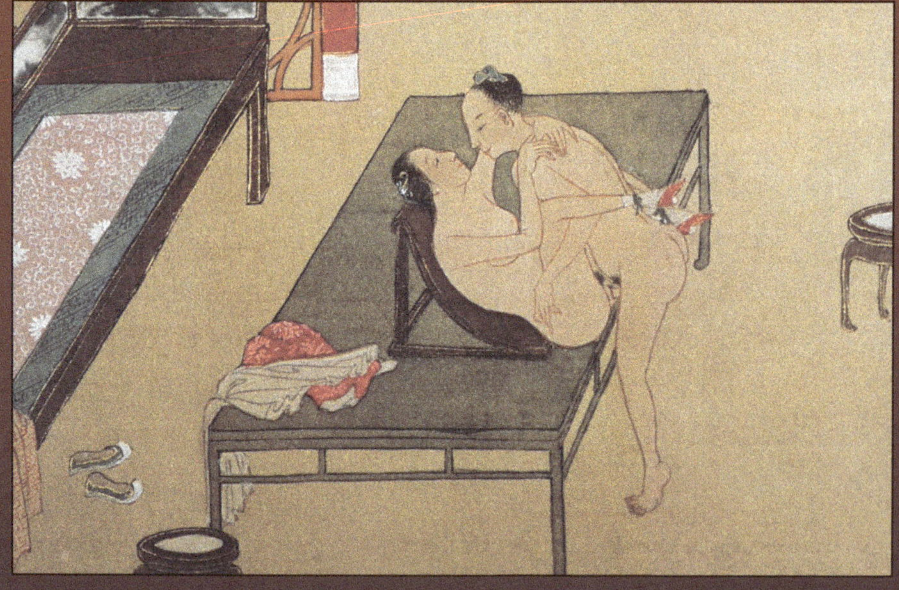

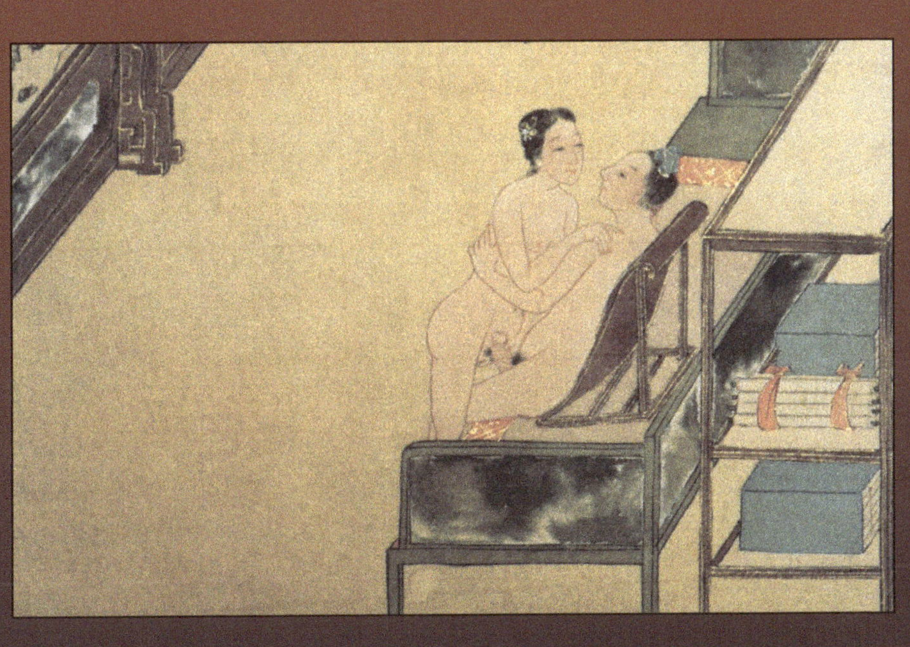

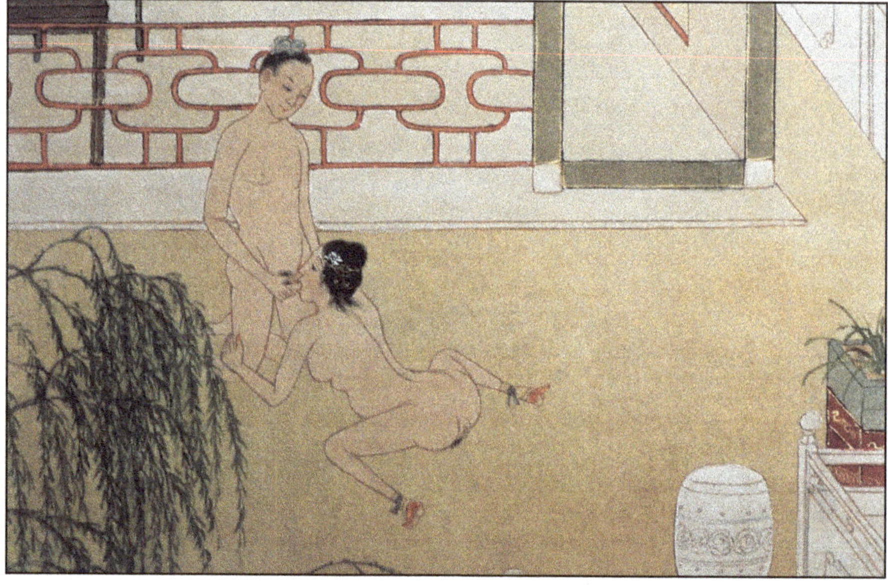

Sex, Medizin und Religion sind im Taoismus eng miteinander verwoben, denn der menschliche Körper ist wie die Welt, in der er lebt, von Energien durchdrungen. Zwischen der äußeren Welt, in der der Mensch lebt, und seinem inneren Selbst besteht eine Gleichheit. So nahm die Sexualität seit jeher eine zentrale Stellung im Leben ein.

Ein Mann war verpflichtet, viele Frauen sexuell zu befriedigen, ohne selbst in den Zustand der Erschöpfung zu geraten. Deshalb erlernte er mehrere erotische Techniken, denn es war für ihn von grundsätzlicher Bedeutung, mehrere Frauen zu wiederholten Orgasmen zu bringen, ohne selbst zum Höhepunkt zu kommen. Die taoistische Selbstkultivierung, vom schlichten Bemühen bis zu den Gipfeln geistiger Vollendung, basierte hauptsächlich auf der Beeinflussung der sexuellen Energien.

Der Tantrismus, der unter dem Einfluss des Buddhismus entstand, stimmte in Ansichten und Zielen mit dem Taoismus weitgehend überein.

Die stärkste Entfaltung der erotischen Kunst und Kultur fiel mit der Entwicklung der reichen Handelsstädte in Südchina zusammen, zu Beginn der Periode, die als die Neuzeit Chinas gilt. Vom 10. Jahrhundert an waren so berühmte Städte wie Suzhou, Hangzhou und Quanzhou in der damaligen Welt kulturell am weitesten entwickelt. Teure Bordelle, Weinhäuser und andere Stätten des Vergnügens wie Bade- und Teehäuser wurden von reichen Händlern aufgesucht und bildeten eine Subkultur, die in zeitgenössischen Schriften und Romanen umfassend dokumentiert ist. Hierzu gehörte auch die ehrwürdige Tradition der Kurtisanen.

Das Goldene Zeitalter der erotischen Kunst Chinas ist gegen das Ende der Ming-Periode (1368 - 1644) anzusiedeln, die sich durch relative Freiheit und durch die Entfaltung aller Formen von Kunst und Wissenschaft auszeichnete.

Es war die Prüderie des Konfuzianismus, die viele erotischen Bilder zerstörte, welche die taoistischen Lehrbücher illustrierten. Der Konfuzianismus verwarf die Erotik und forderte die Geschlechtertrennung sowie die Unterordnung der persönlichen Leidenschaften unter die Gesetze von Familie und Staat.

Später war es dann der Einfluss des Christentums, das die Bilderstürmerei fortsetzte. Und was bis dahin noch nicht vernichtet war, fiel schließlich der maoistischen Kulturrevolution zum Opfer.

Unsere philosophischen Ausführungen mögen die zierlich-freundlichen Erotica Chinas zwar verständlich machen. Beinahe gebetsmühlenartig werden diese Zusammenhänge in vielen Büchern über die erotische Kunst Chinas immer wieder dargestellt. Aber die chinesische Erotik wird uns weiterhin ein Rätsel aufgeben.

Als Europäer fragen wir, wie erotische Ekstase mit einer so exakt ausgearbeiteten Technik und einer minutiösen Einhaltung von Vorschriften vereinbar ist. Geht nicht die Spontaneität des Gefühlslebens und das leidenschaftliche Empfinden dabei verloren?

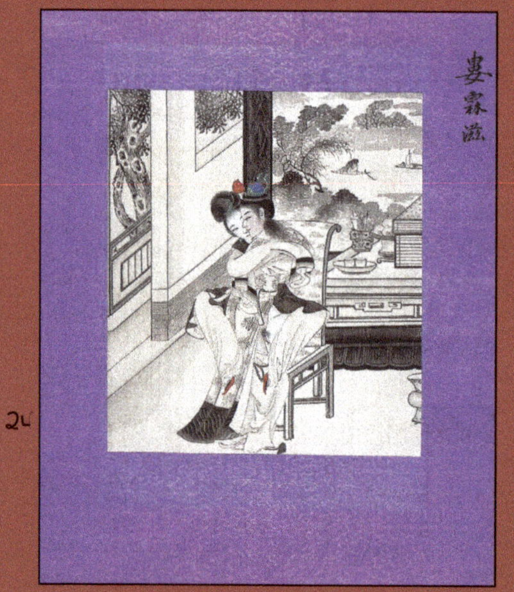

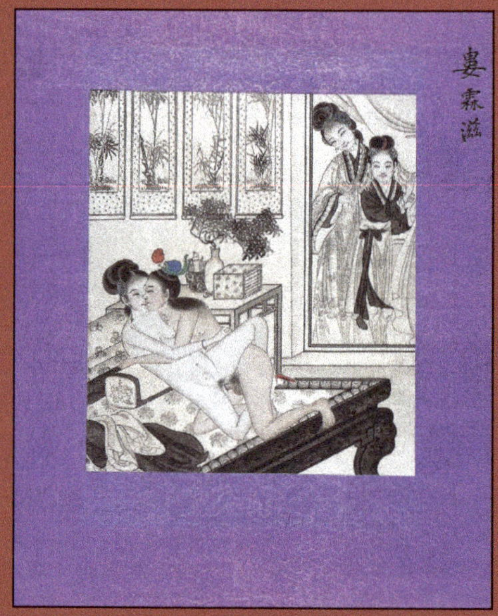

Unterliegt nicht all das Feine-Kleine-Reine einem Mechanismus der Verniedlichung und der Idealisierung? Findet nicht gar eine Verkehrung ins Gegenteil statt?

Lässt die so hochkultivierte Triebkontrolle nicht auch auf tieferliegende Ängste schließen, die sich hinter der offiziellen, ideologischen Liebesauffassung verbergen?

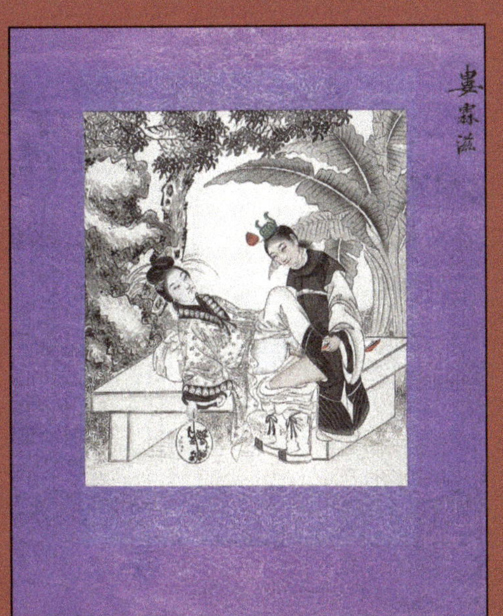
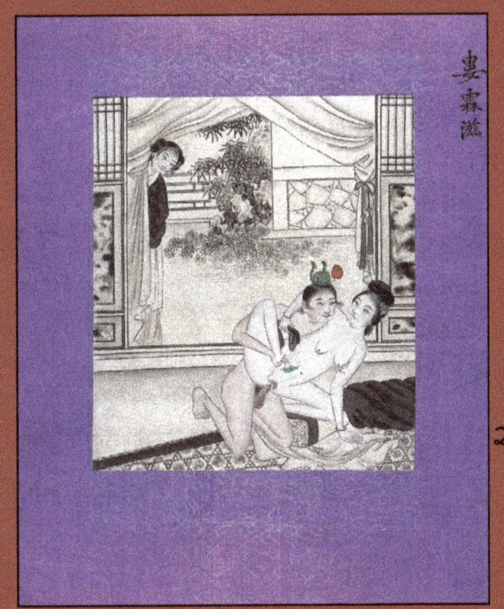
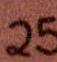

25

Die Vermeidung des männlichen Orgasmus ist nicht nur, wie man heute meinen könnte, bevölkerungspolitische Maßnahme. der Hinweis auf die Vergeudung von Lebensenergien lässt tiefere Beweggründe vermuten, beispielsweise eine Angst vor dem Orgasmus, in dem zwei Körper vollkommen eins werden. Der Orgasmus bedeutet tatsächlich einen "kleinen Tod", insofern sich in ihm für einen Augenblick die Grenzen des Individuums aufheben.

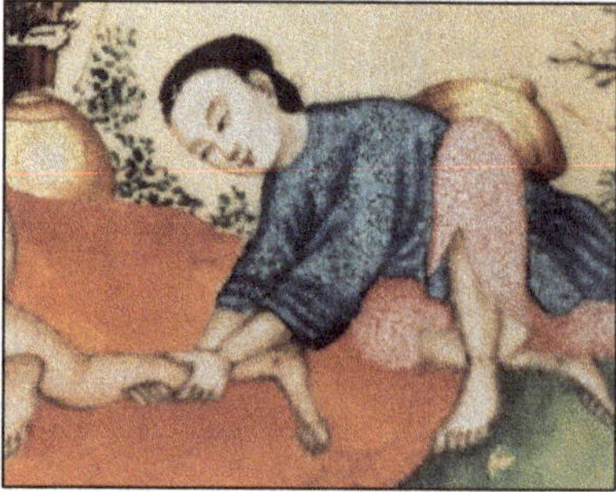

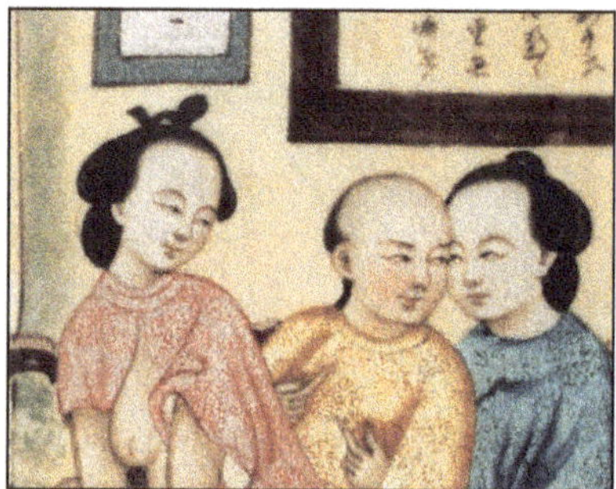

26

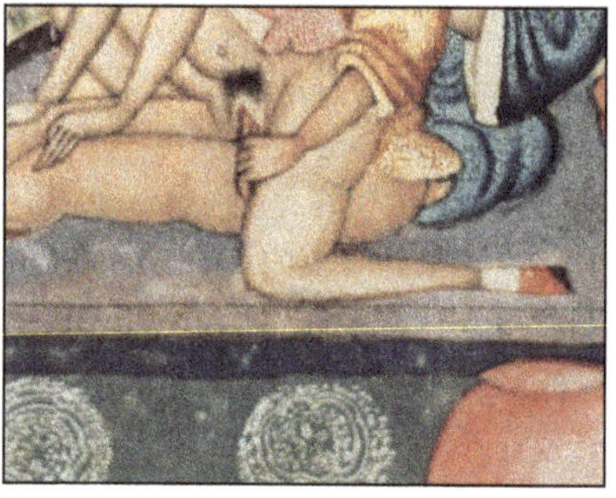

Dem Tod zu entrinnen: Heißt das für diese sehr männerzentrierte Sexualität nicht auch, der Vereinigung mit der Frau zu entrinnen? Sitzt dem Manne mit seiner Angst vor dem Tode etwa eine Angst vor dem Matriarchat im Nacken?

Enthaltsamkeit sei gefährlich; ebenso gefährlich sei aber auch der Verlust an Sperma als Lebenssubstanz.

Vernachlässigt ein junger Mann sein Liebesleben, werde er von Phantomen heimgesucht, die ihm im Traum in den verführerischsten Gestalten erscheinen. Lässt er sich mit ihnen ein, saugen sie ihm die Lebenskraft aus. Hier hat die chinesische Tradition viel mit der europäischen gemein. Im Traum macht das Unbewusste seine Rechte geltend. Häufiger Verkehr ist also empfehlenswert.

So scheint die chinesische Sexualität in dem Schraubstock zwischen zwei Ängsten eingespannt zu sein: der Angst vor dem Verlust der Lebenskraft infolge Enthaltung und der Angst vor dem Verlust der Lebenskraft durch Ejakulation.

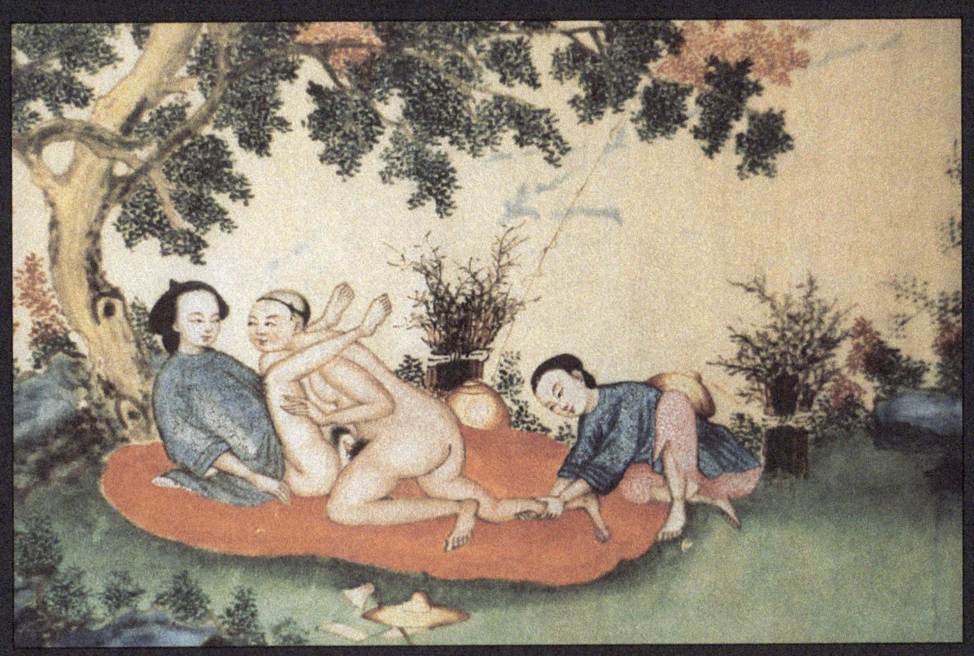

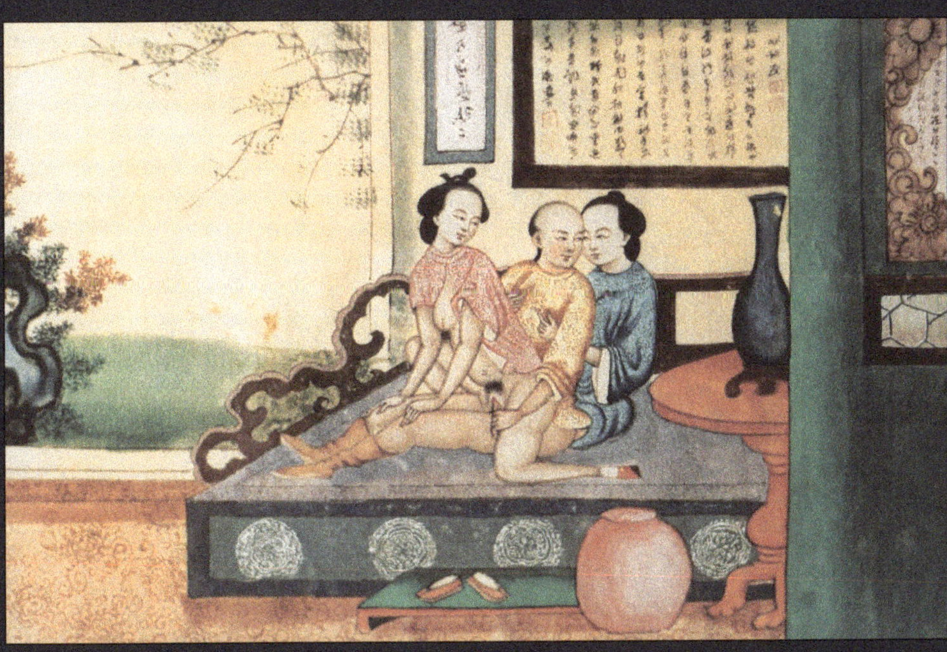

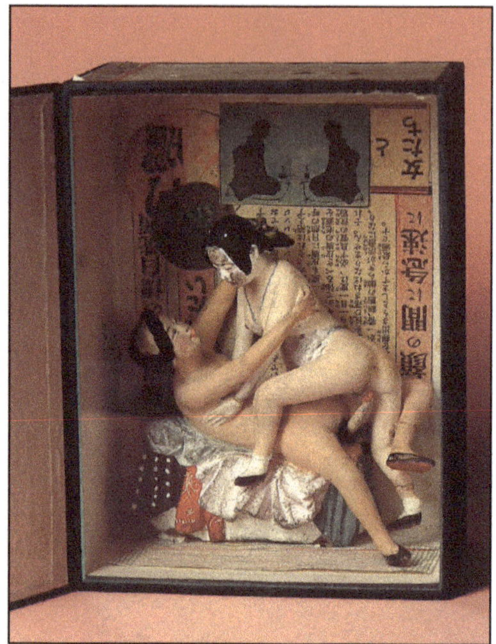

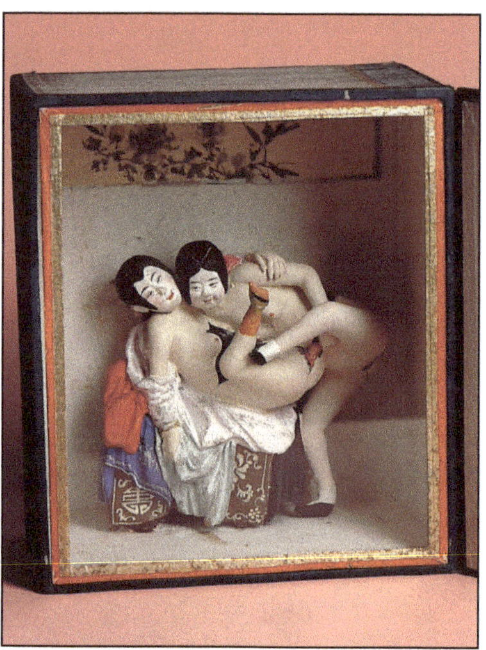

Aufgrund der gemeinsamen conditio humana, dass wir alle Kinder von Vätern und Müttern sind, die, in welcher Form auch immer, den ödipalen Konflikt zu bewältigen haben, besteht auch in China die Sexualität aus einem Amalgam von Lust und Angst. Nach diesen Elementen ist, trotz aller Harmoniebeteuerung, Ausschau zu halten.

Was bedeutet es zum Beispiel, dass auf Hunderten von chinesischen Bildern, die alle denkbaren sexuellen Positionen darstellen, kaum Abbildungen des Cunnilingus zu finden sind? Ist diese Position mit einem Tabu belegt? Auf tausend freizügige Bilder kommen etwa drei Bilder mit diesem Motiv. Das scheint doch merkwürdig zu sein.

Vielleicht können uns die Füße, diese zierlichen Elemente eines jeden Bildes, ein Indiz für die verborgenen Ängste liefern:

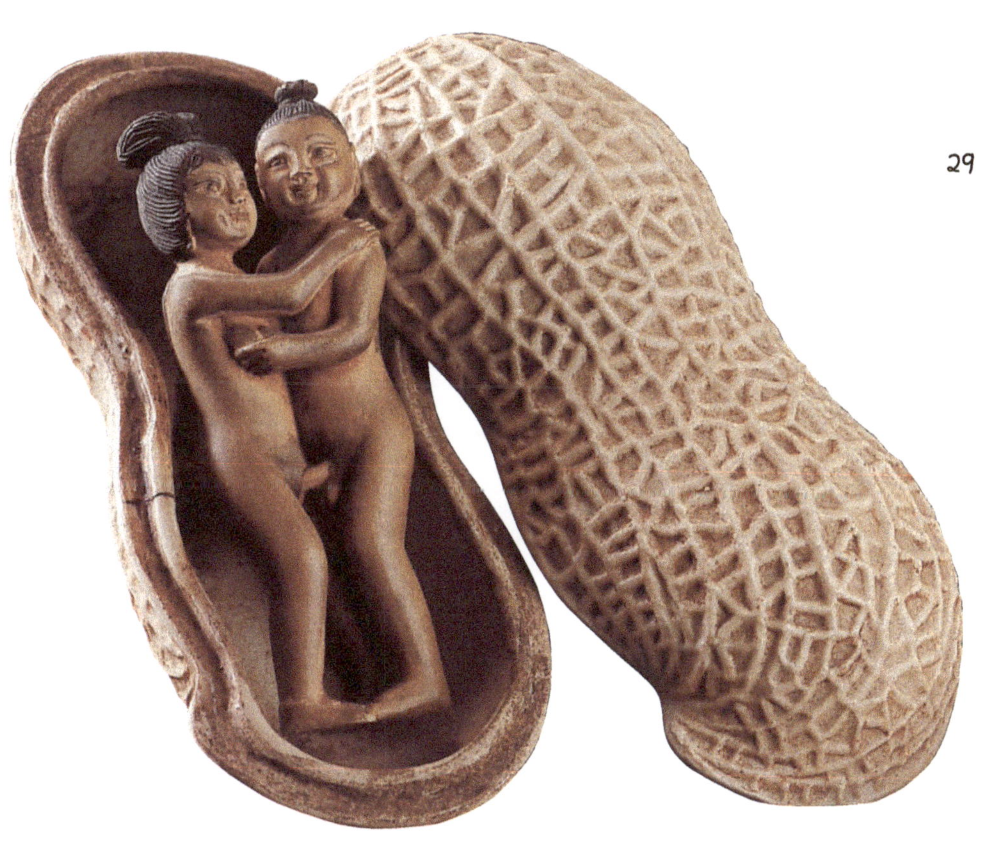

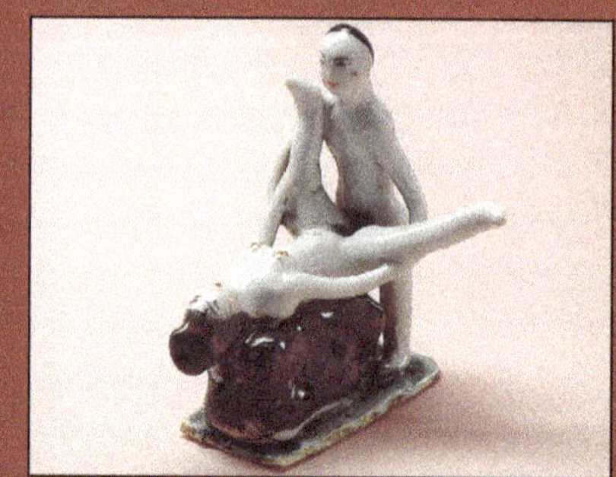

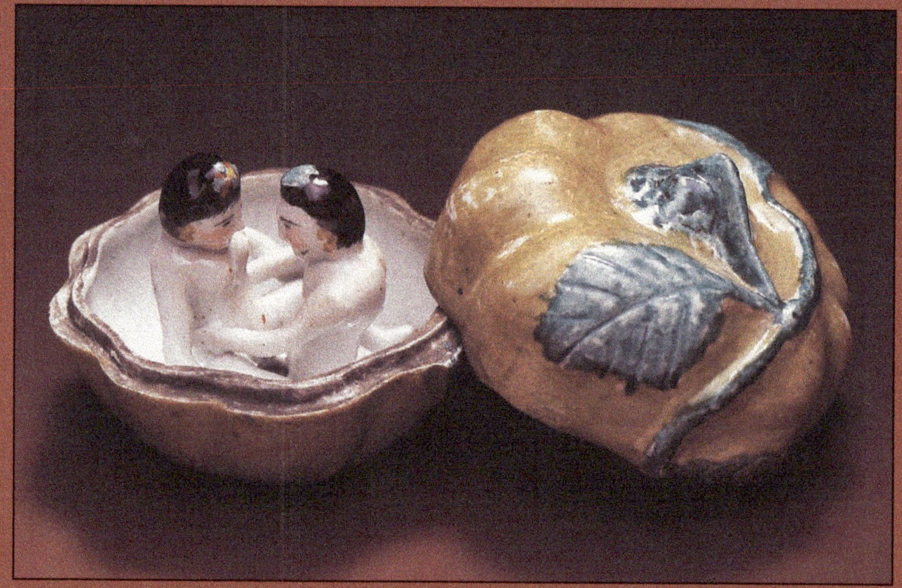

30

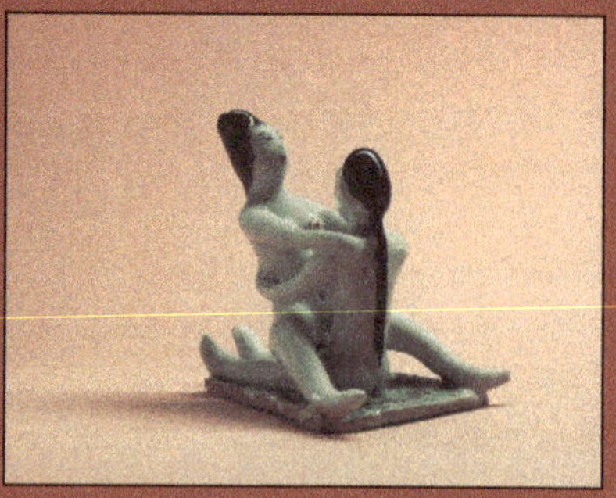

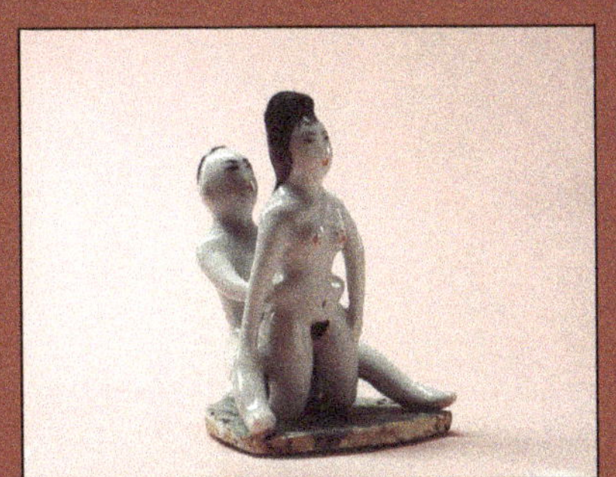

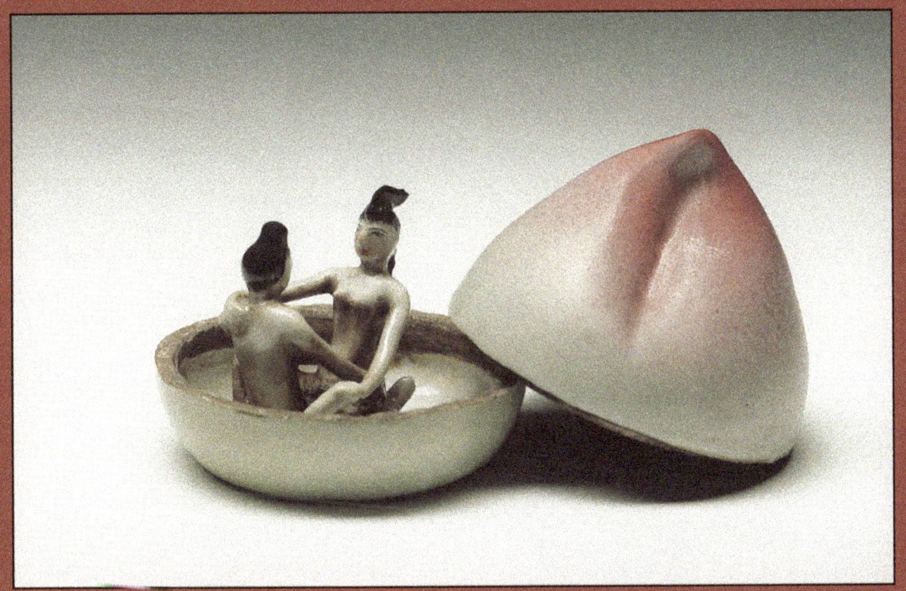

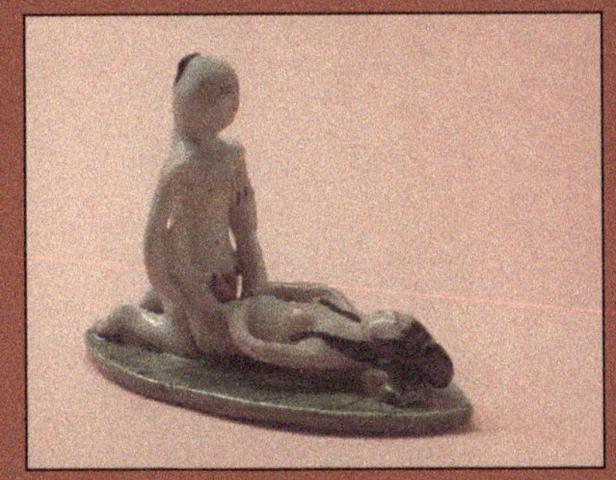

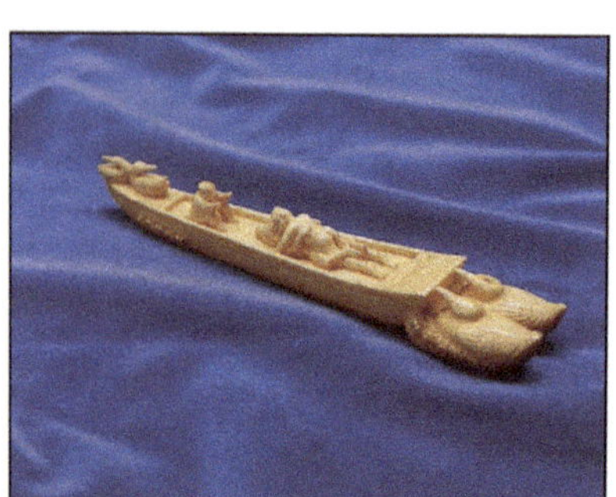

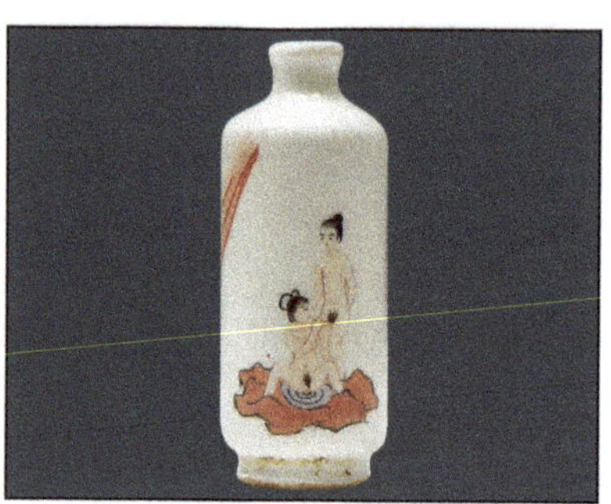

32

Auf allen Darstellungen, die wir kennen, behalten die weiblichen Personen, auch wenn sie nackt sind, ihre Schuhe an. Nie werden die weiblichen Füße entblößt gezeigt, denn ihnen wie auch den bestickten Schuhen kommt eine spezielle, höchst erotische Qualität zu: sie üben auf die asiatischen Männer einen für uns nicht leicht nachzuvollziehenden und nur schwer verständlichen Reiz aus.

Der Brauch, die Füße zusammenzubinden, verbreitete sich vor allem während der Ming-Periode. Nicht nur Kurtisanen und Konkubinen, sondern auch einfachen Bauersfrauen wurden in der Kindheit die Füße gebrochen, die dann bis zum Lebensende eingebunden blieben. Es galt als schändlich, sich diesem Brauch nicht zu fügen. Die Mandschu-Frauen revoltierten, als man ihnen nach 1644 diese Mode nachzu-ahmen untersagte, die ihnen so wichtig war.

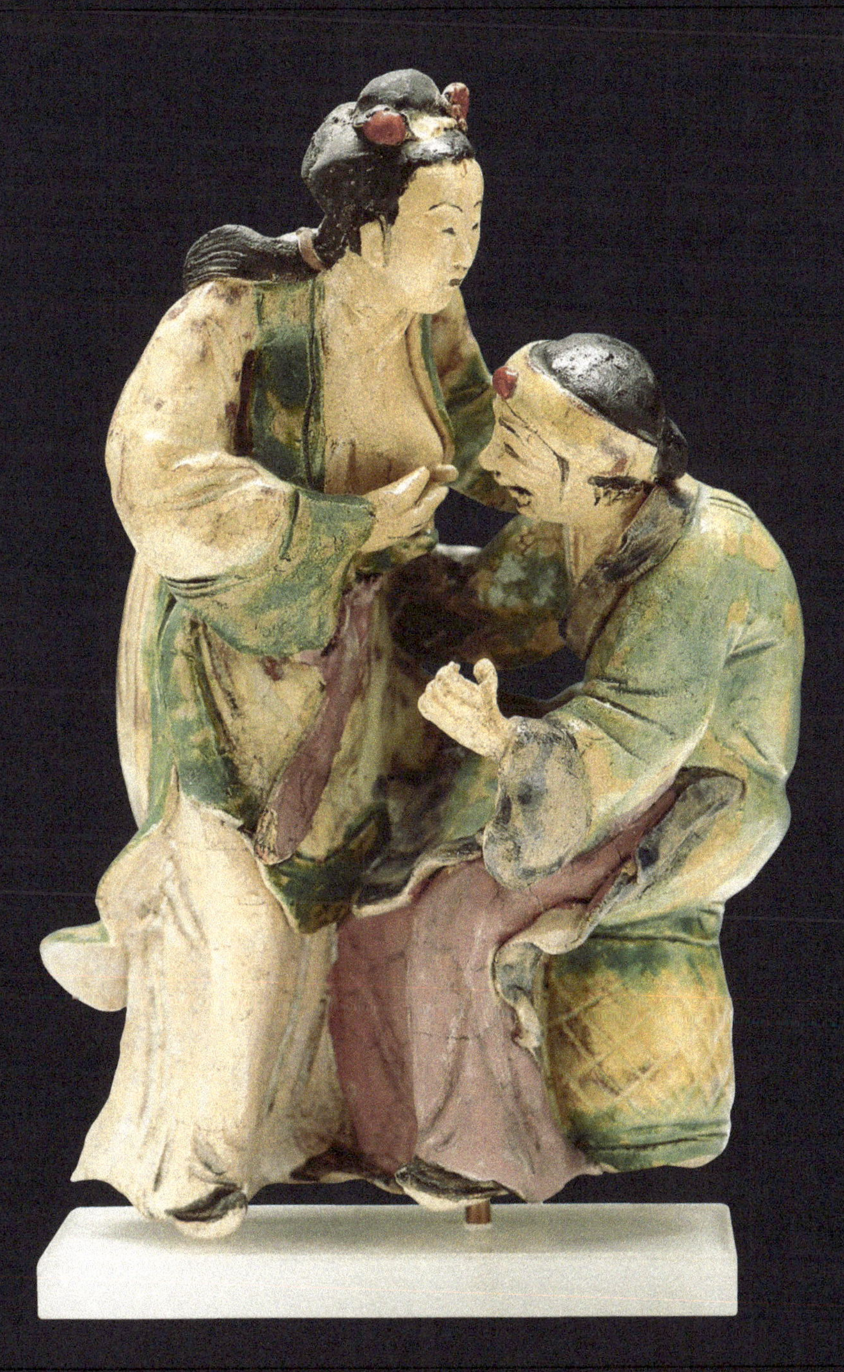

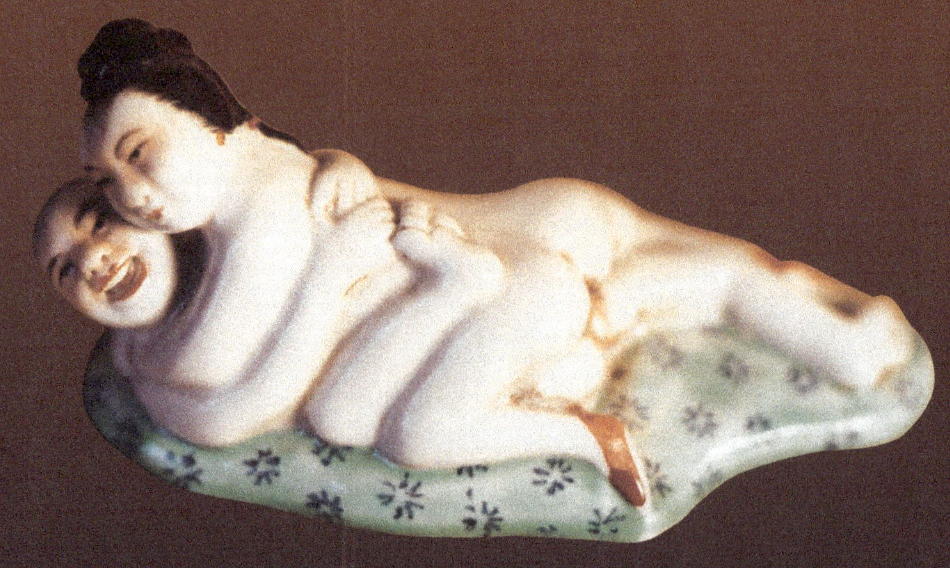

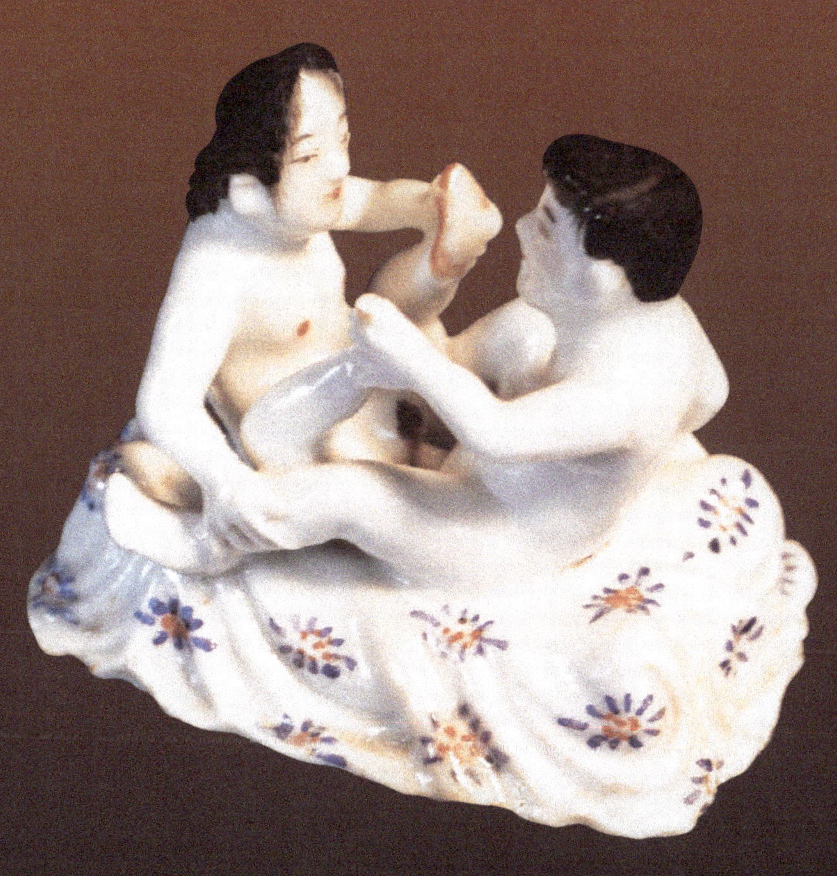

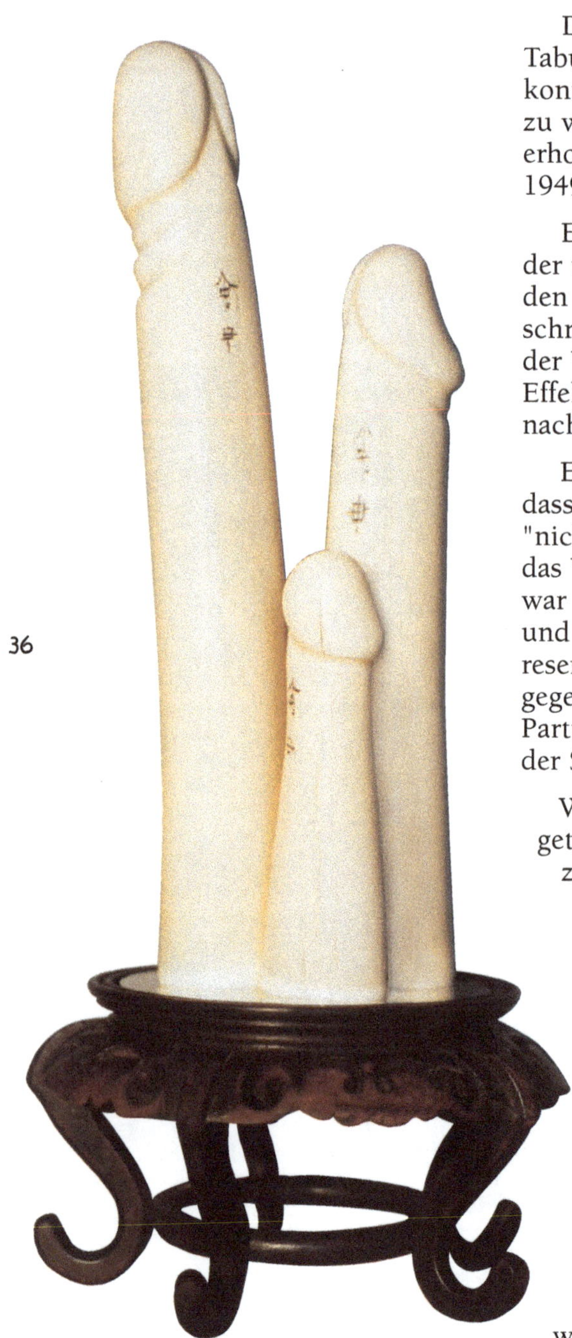

36

Der Schnürfuß bildete eine Tabuzone: Wenn man ihn berühren konnte, ohne heftig zurückgewiesen zu werden, durfte man alles erhoffen. Erst Mao Tse Tung schaffte 1949 diesen Brauch ab.

Einige Autoren vermuteten, dass der unbequeme, gekünstelte, von den "Goldlotussen" vorgeschriebene Gang die Entwicklung der Vaginalreflexe begünstigte, ein Effekt, der medizinisch aber nicht nachgewiesen werden konnte.

Etiemble dagegen behauptet, dass der Schnürfuß der Chinesin "nichts mit dem zu tun habe, was das Wesen der chinesischen Erotik war und bleibt: der Theorie vom yin und vom yang, dem coitus reservatus, der Achtsamkeit gegenüber dem Lustempfinden des Partners, der Unbefangenheit vor der Sinnlichkeit".

Wird hier nicht künstlich getrennt, was eigentlich zusammengehört? Man bedenke, dass der Klumpfuß unter großen Schmerzen erworben wird und dass die profillosen Waden in zwei schmerzende Stümpfe voller Geschwüre münden. Und das alles soll mit der chinesischen Erotik nichts zu tun haben?

Es scheint doch offensichtlich, dass hier auf symbolische Weise an der Frau die Kastration vollzogen wird. Eine Kastration, die

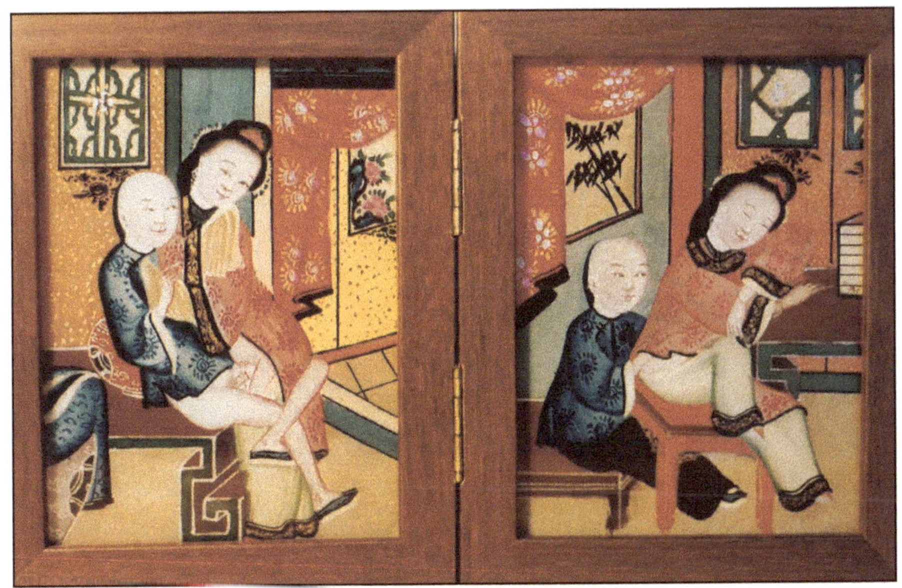

dadurch kompensiert wird, dass man der Isolierung des grossen Zehs eine phallische Bedeutung zuschreibt.

Genauso hat auch der Zwang, den man im 19. Jahrhundert dem weiblichen Körper durch den Schnürleib antat, eine direkte Verbindung mit der europäischen Erotik. Der sadistisch in Hand-schellen und Gurten eingezwängte weibliche Körper ist ein ernstzunehmendes Indiz für eine grundlegende Angst vor der Frau.

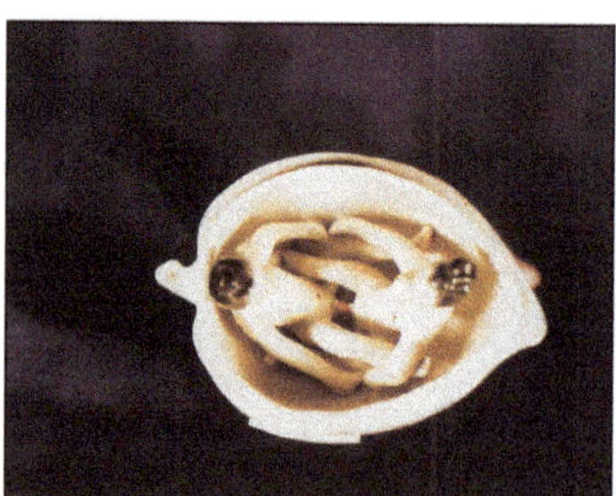

38

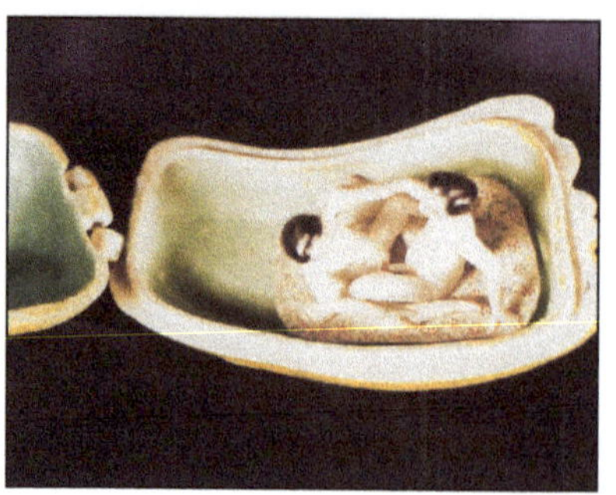

Man gewinnt den Eindruck, dass an einer Ideologie, die immer auch "falsches Bewusstsein" ist, festgehalten wird, um die chinesische Sexualität zu "beschönigen". Wie man im 18. Jahrhundert in Bougainvilles Reisen und anderen exotischen Berichten uns vom harmonischen Leben der "edlen Wilden" sprach, so halten manche Sinologen uns mit ihrer Darstellung der chinesischen Erotik einen Spiegel vor, um unsere "verkommenen" Verhältnisse zu kritisieren und ihren eigenen sexual-moralischen Konservativismus dahinter zu verstecken.

Vielleicht bin ich aber auch nur ein hoffnungslos verkommener Europäer, der einfach keinen Zugang zu dieser Liebeskunst finden kann.

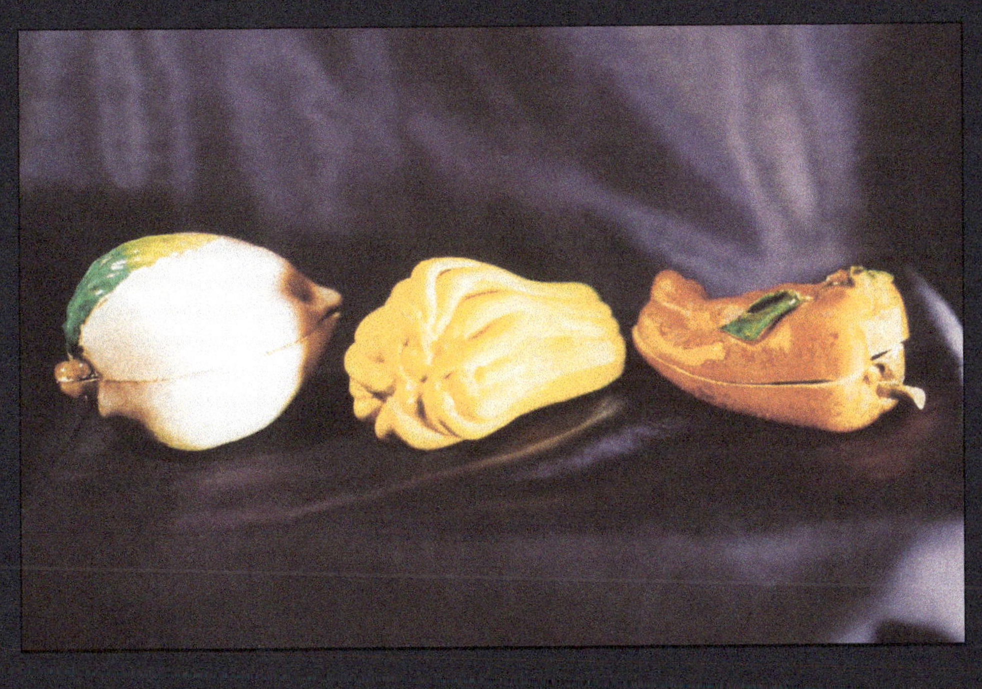

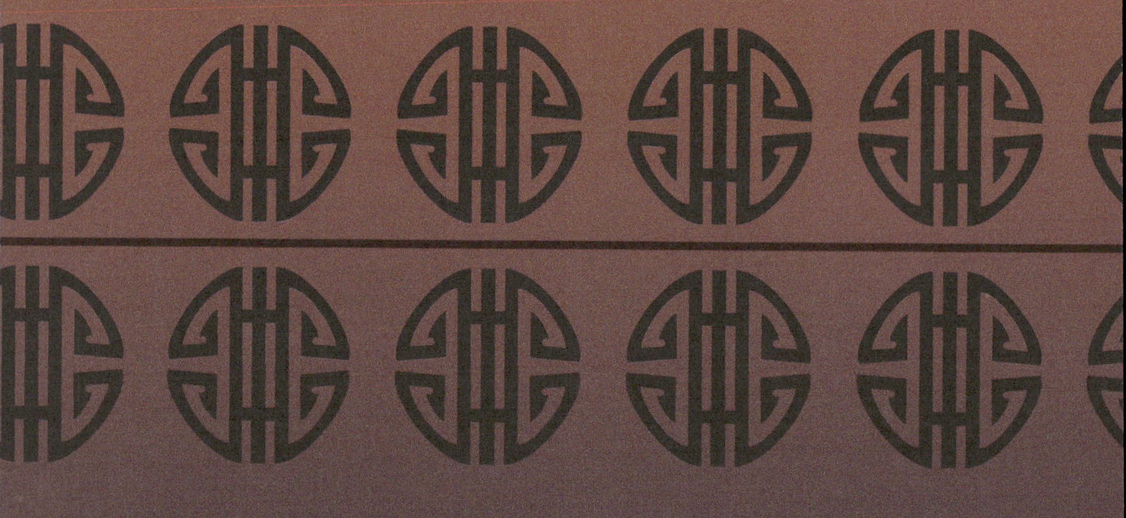

ZUR JAPANISCHEN EROTIK

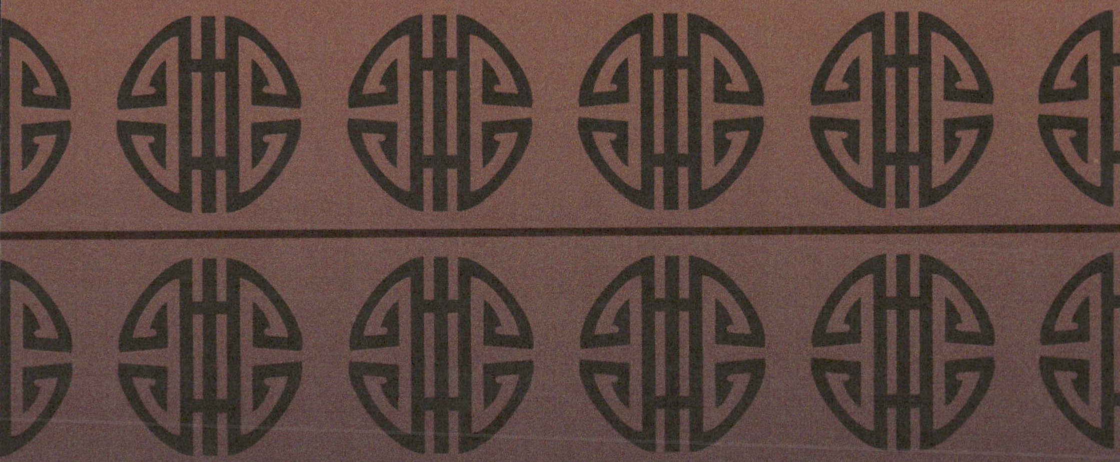

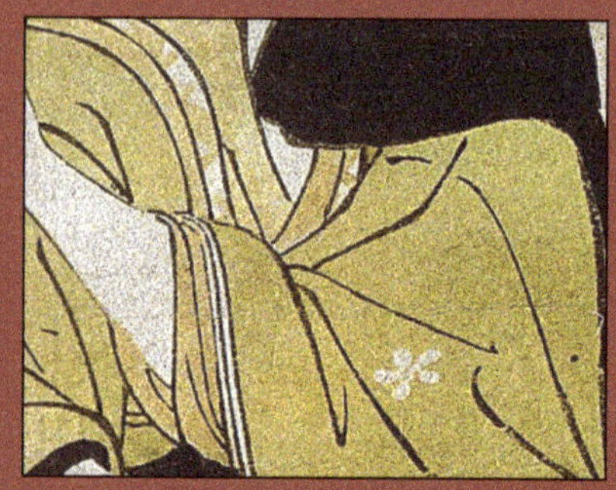

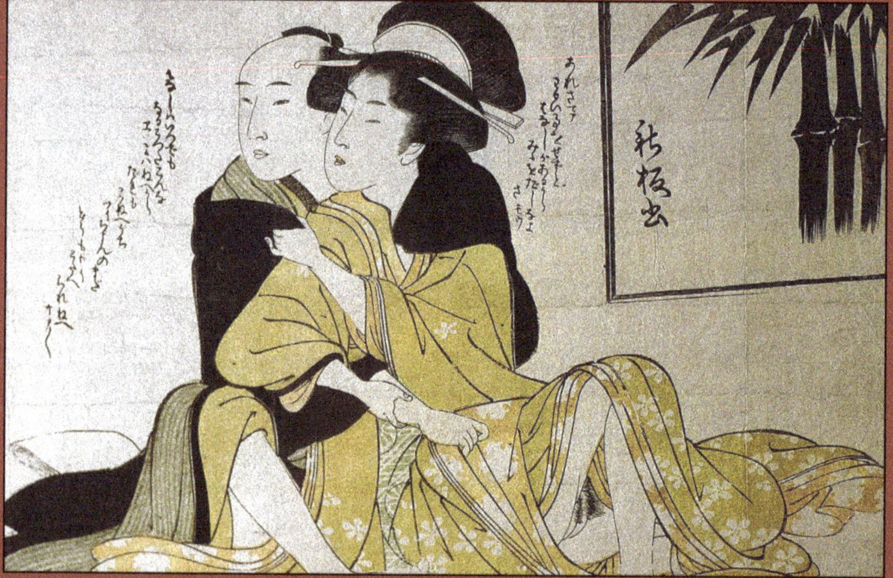

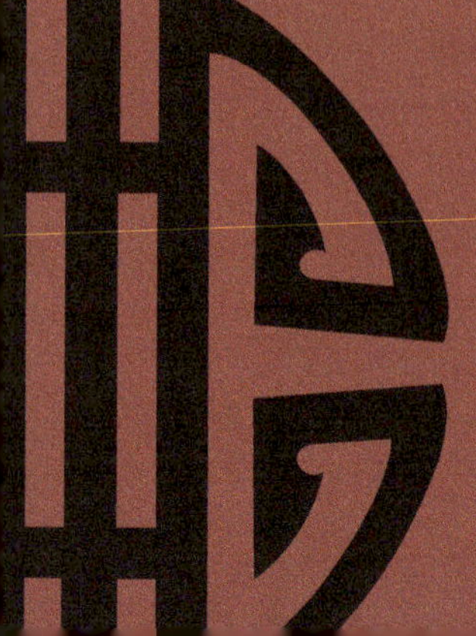

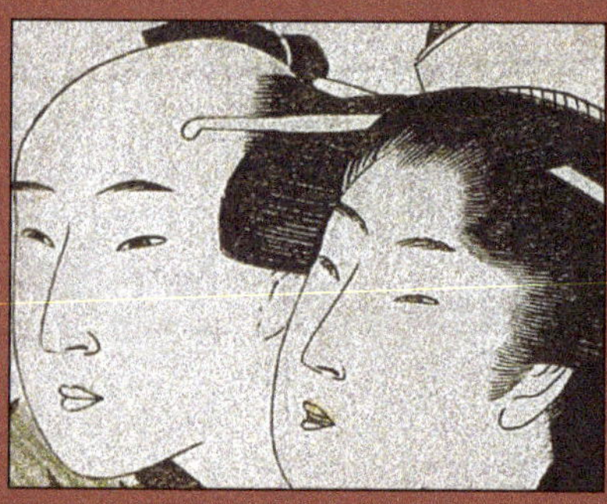

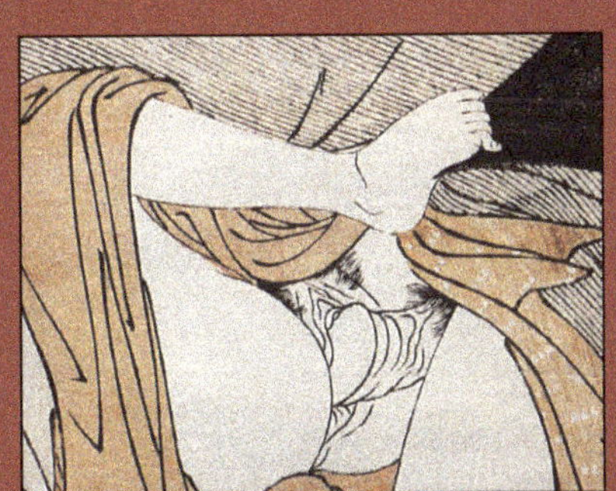

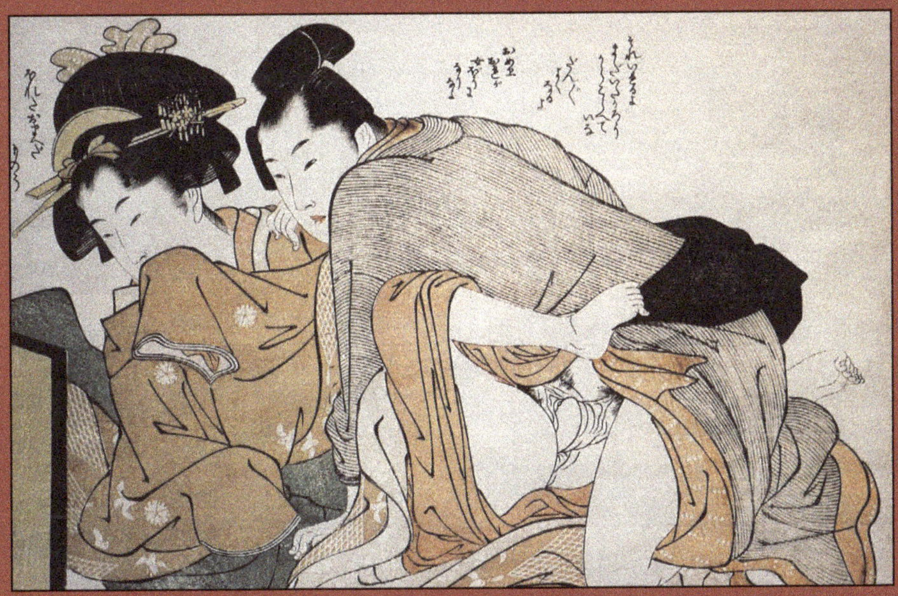

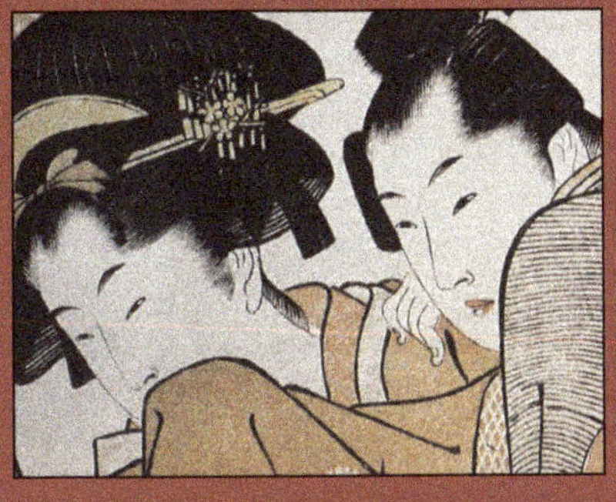

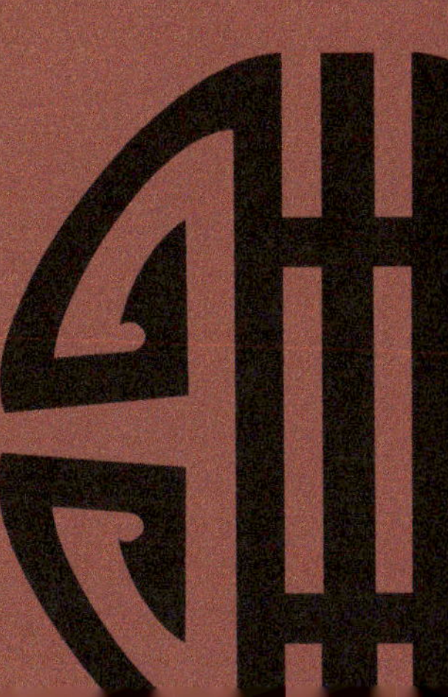

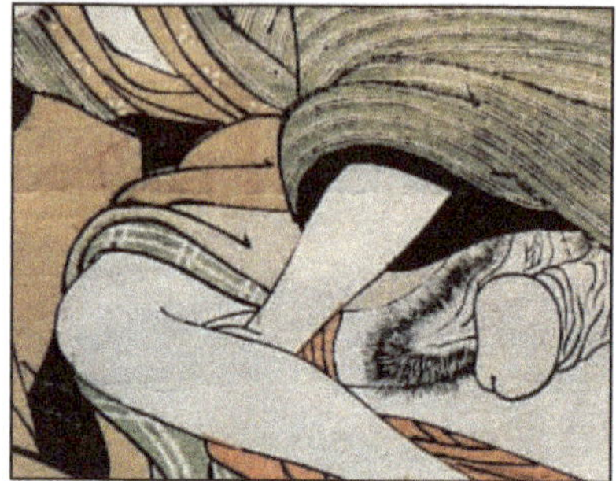

Anmut und Groteske

Zu den erotischen Holzschnitten Japans

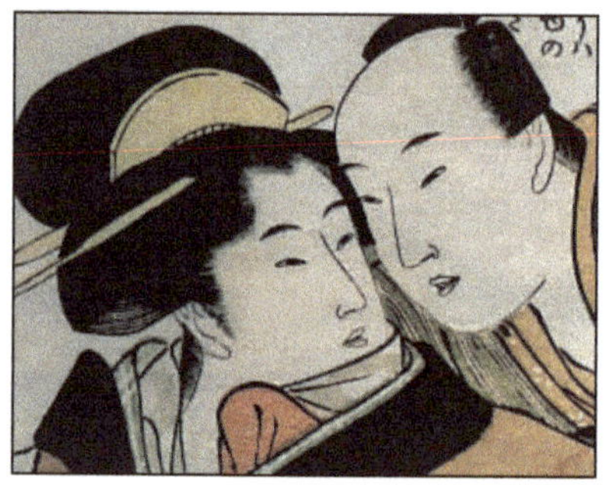

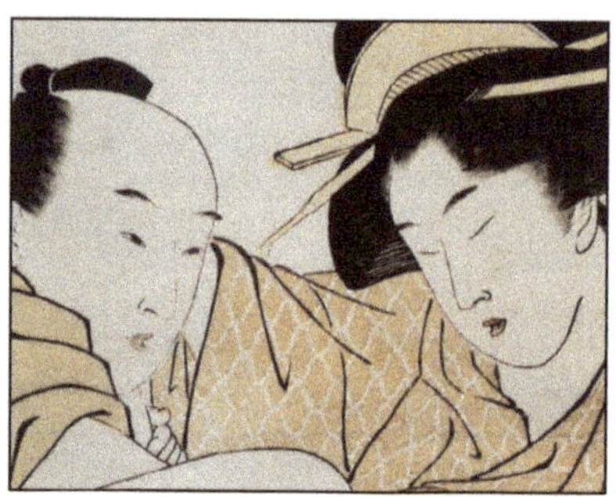

Die Holzschnittbücher des «Ukiyo-e» zeigen, im Gegensatz zu den Darstellungen der klassischen Kunst Japans, «Bilder der fließenden, vergänglichen Welt». Sie sind unter der Bezeichnung «Shungas» bekannt, was soviel wie «Frühlingsbilder» bedeutet.

Ursprünglich kommt der Begriff «Ukiyo» aus der buddhistischen Glaubensvorstellung und bedeutet die leidvolle Vergänglichkeit alles Irdischen. Doch unterliegt er früh einem Begriffswandel und bedeutet immer mehr die freudige und ausgelassene Zuwendung zu den Vergnügungen des Alltags, eine fröhliche Hingabe an den Tag, ein Sich-Treiben-Lassen, «wie ein Kürbis, der in der Strömung des Flusses treibt». So stellen die Ukiyo-e meist Szenen aus der Welt der Vergnügungen, der Kurtisanen und Schauspieler dar. Die Shungas zeigen eine Welt des heiteren Lebensgenusses, in der die Freuden der sinnlichen Liebe eine entscheidende Rolle spielen.

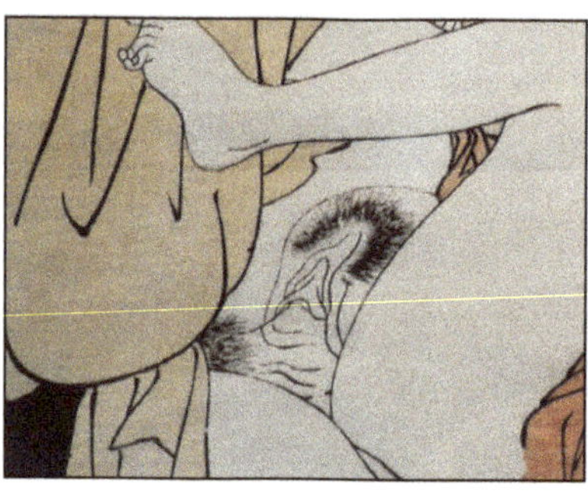

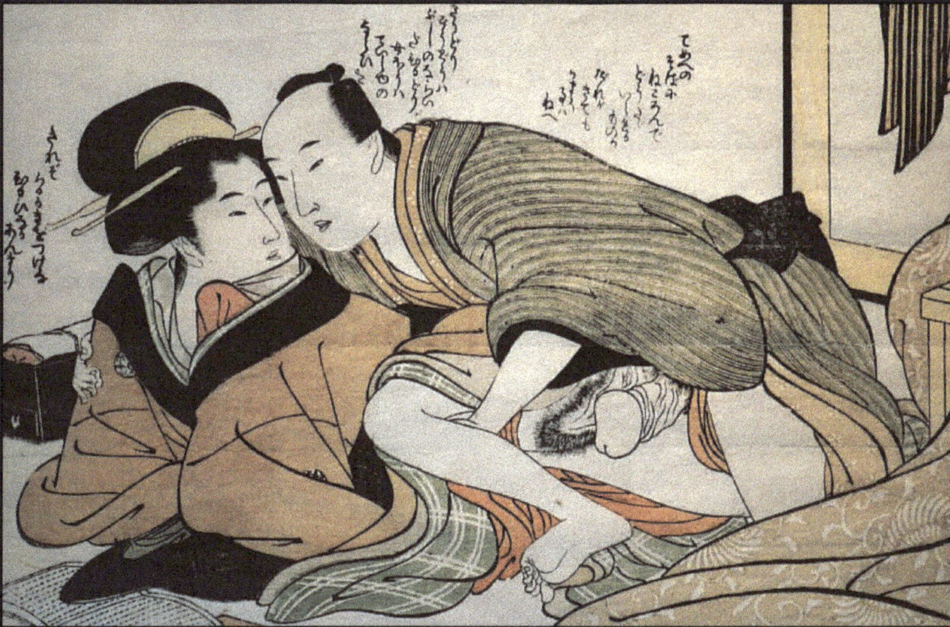

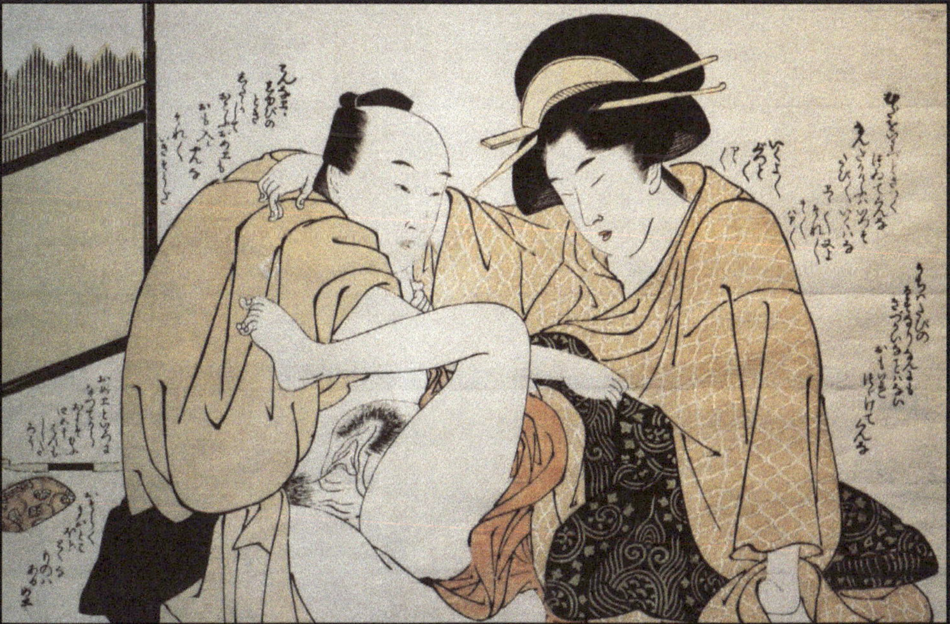

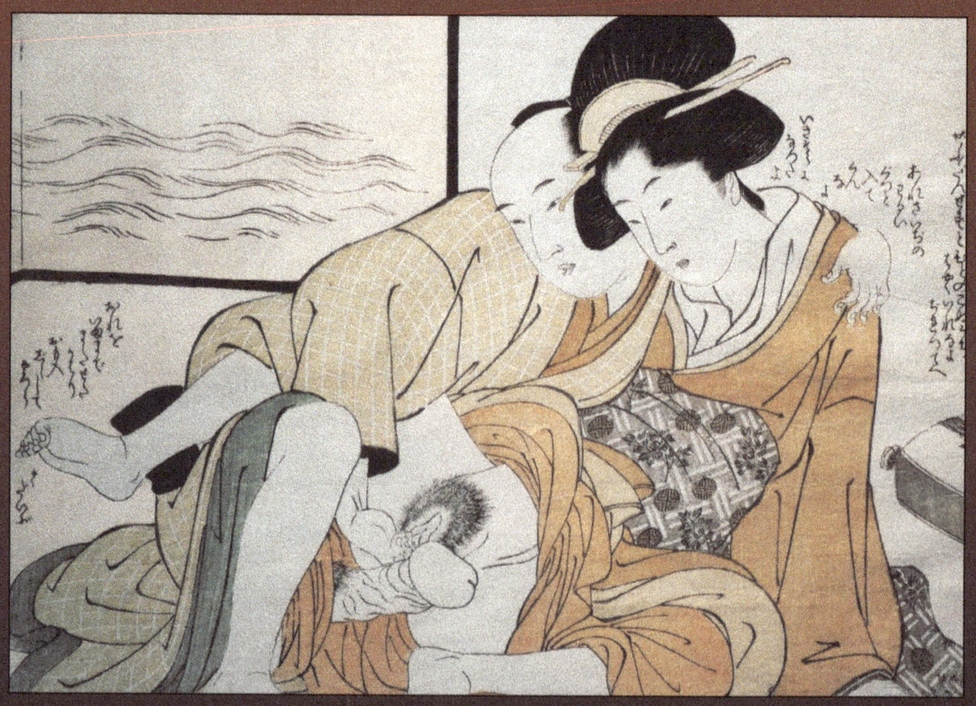

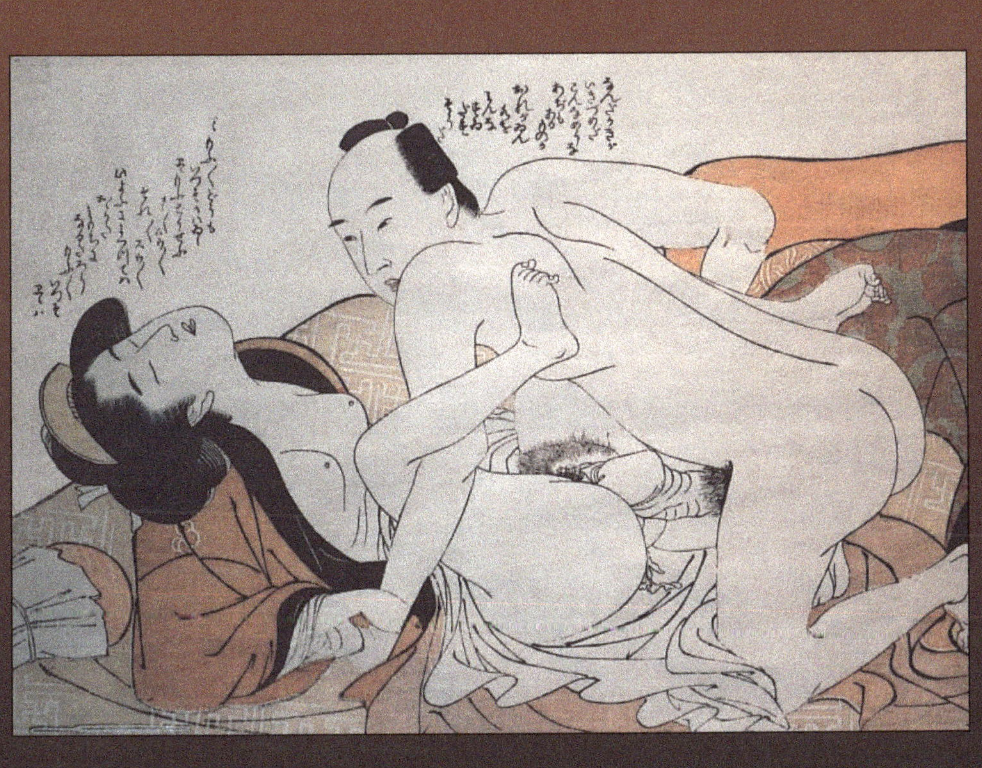

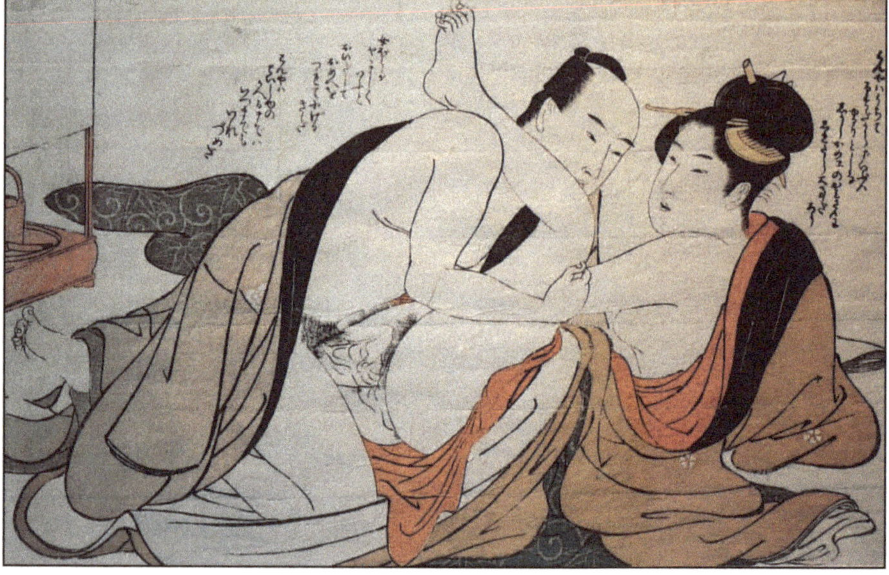

48

Der japanische Holzschnitt entfaltete sich in nur zwei Jahrhunderten, zwischen 1670 und 1870. Der klassische Farbholzschnitt, dessen unerreichter Meister Utamaro war, erstreckte sich dabei über kaum drei Jahrzehnte, etwa von 1770 bis 1800, dem Goldenen Zeitalter des Ukiyo-e.

In seinem Werk über Utamaro schrieb Edmond de Goncourt, was für den gesamten erotischen Holzschnitt gilt: «Wirklich, es lohnt sich, die erotische Malerei dieses Volkes zu studieren wegen seiner fantastischen Lust an der Zeichnung, des Ungestüms, der Naturgewalt dieser Vereinigungen, wegen seines überschäumenden

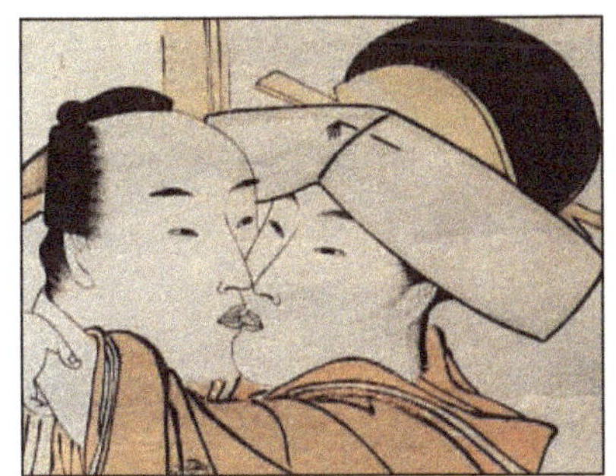

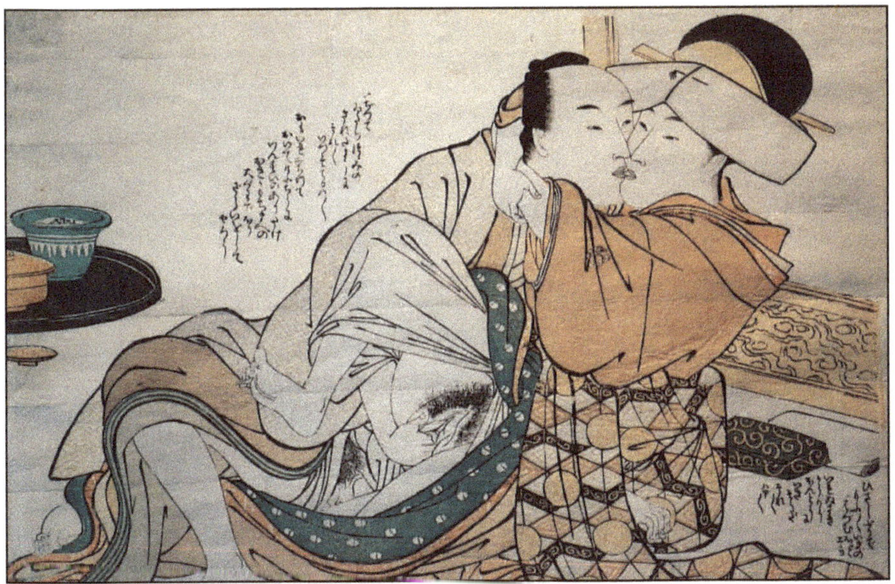

Liebestriebes, der die Trennwände der Zimmer seitlich durchstösst. Da schlägt uns ein Durcheinander von verschmolzenen Körpern entgegen, die genießerische Nervosität der Arme, die den Partner heranziehen und gleichzeitig von sich stoßen. Füße mit verkrampften Zehen schlagen in die Luft, verzehrende Zungenküsse werden getauscht. Mit geschlossenen Augen, gesenkten Lidern, zu Boden gewandtem Gesicht scheint die Frau ohnmächtig geworden zu sein. Schließlich, mit welcher Kraft, welcher Gewalt der Linie ist das Glied des Mannes gemalt!»

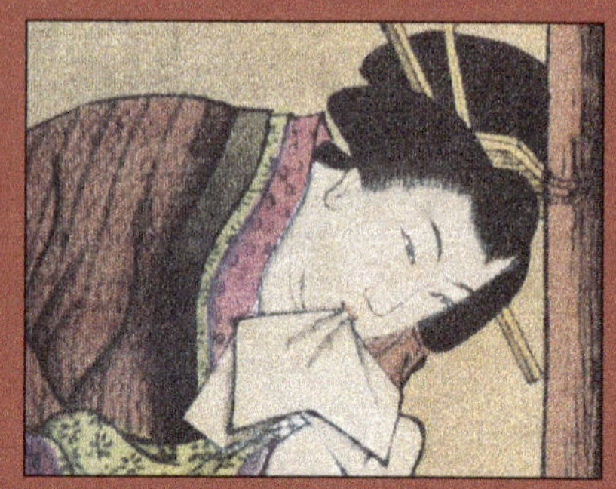

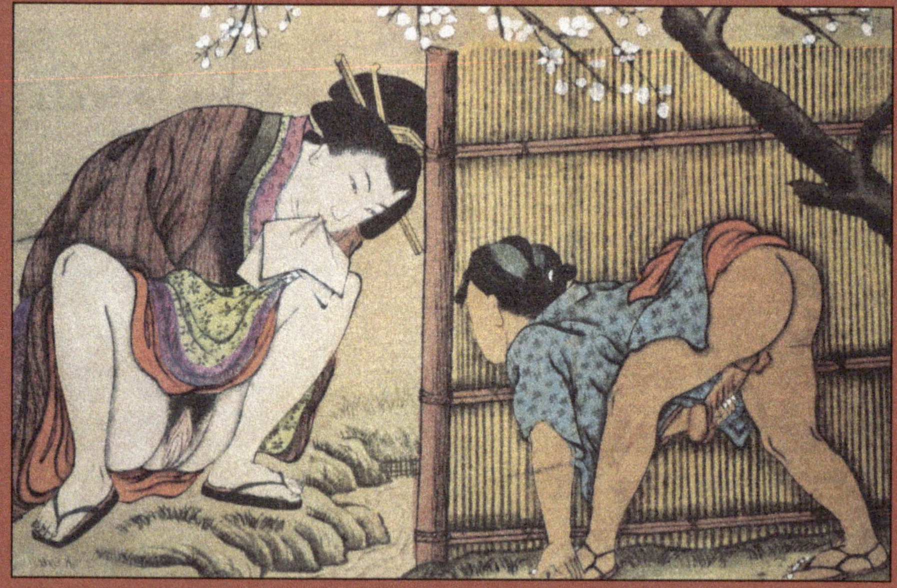

50

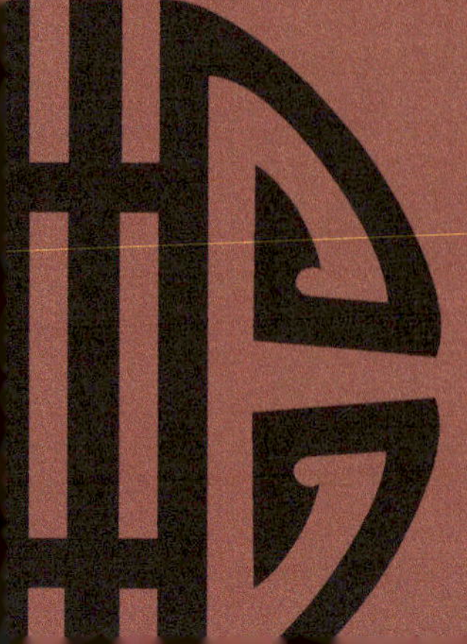

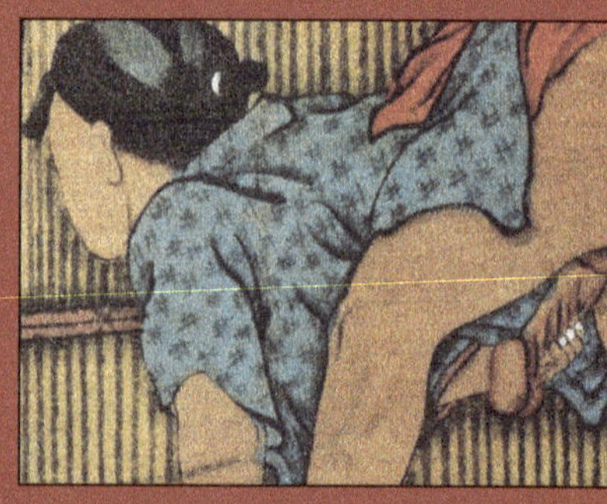

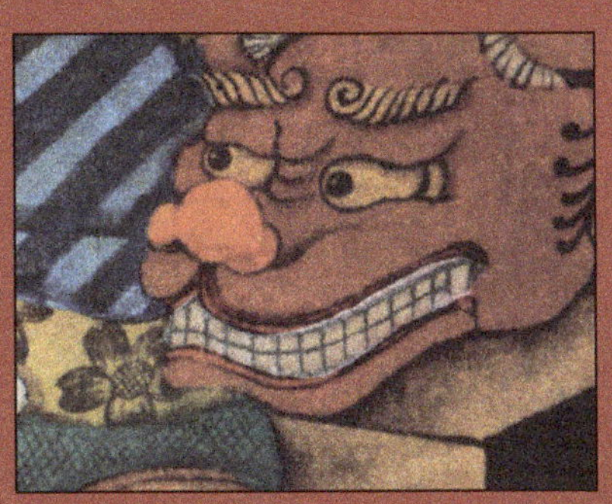

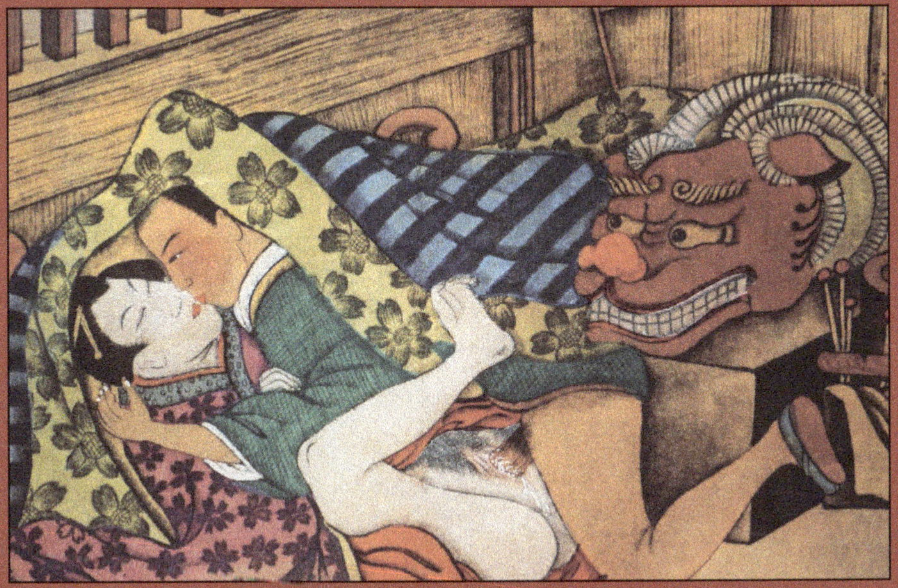

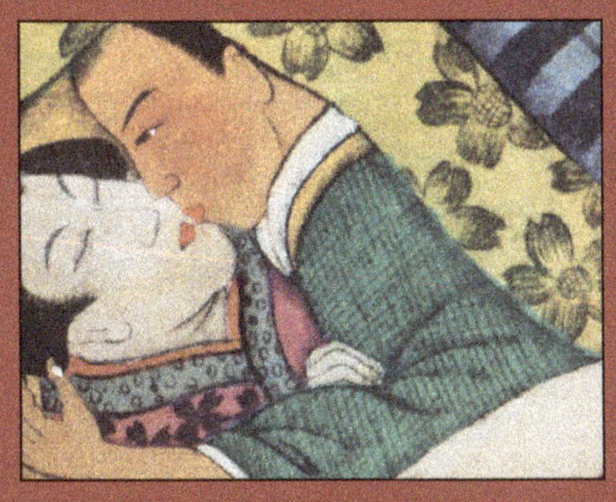

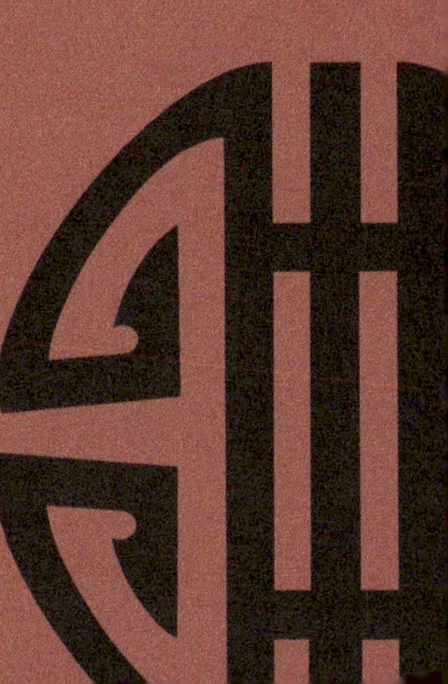

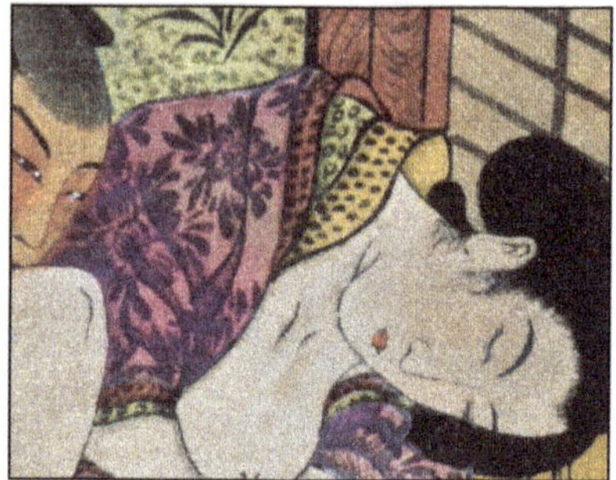

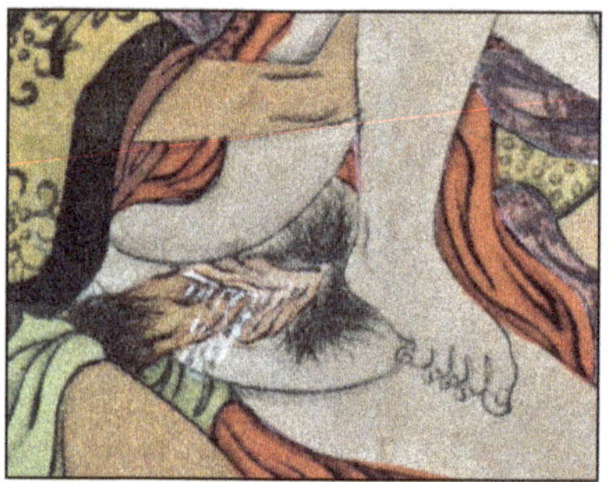

52

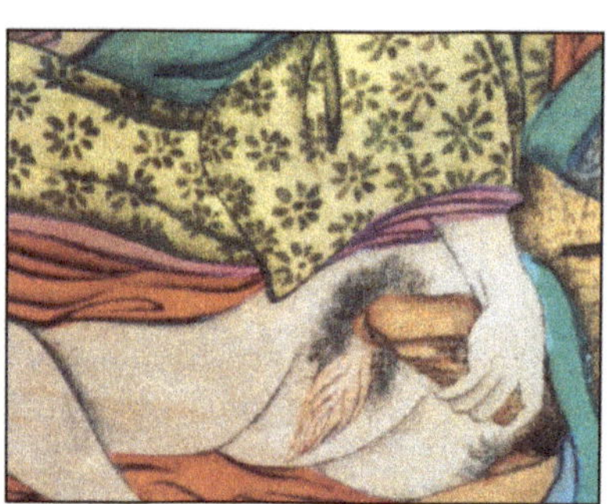

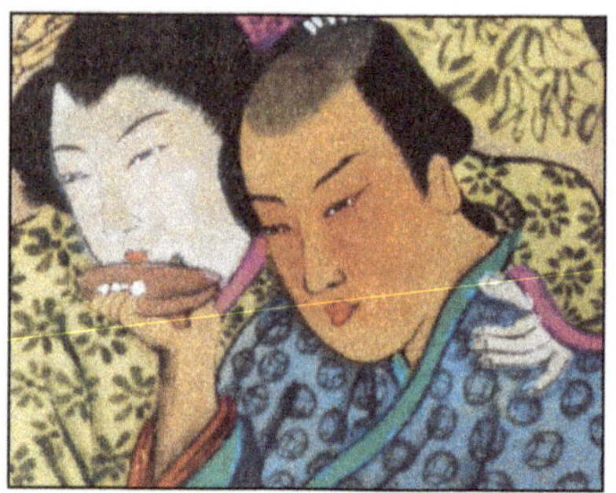

Nicht selten gehörten diese Bücher und Rollen zur Aussteuer einer Braut, um sie in die Praktiken des Liebeslebens einzuführen. In Form von gedruckten oder gemalten Querrollen wurden die Shungas gar zu Familienerbstücken und unterstützten in vornehmen Familie die «Sexualerziehung».

Sie dienten aber auch zur Verführung, um eine widerstrebende Geliebte geneigt zu stimmen. Doch waren sie meistens als Augenweide gedacht, um die erotische Fantasie des Betrachters zu erregen.

Viele der Bücher wurden für Yoshiwara, das Vergnügungsviertel der im 17. Jahrhundert rasch aufblühenden Stadt Edo geschaffen. In der Tokugawa-Zeit (1600-1853) wurden die in langen Friedensjahren reich gewordenen Bürger der großen Städte geradezu von einem Taumel des Vergnügens erfasst. Vor allem die rasch aufblühenden Freudenhausviertel mit ihren verführerischen Schönheiten standen im Mittelpunkt des geselligen Lebens.

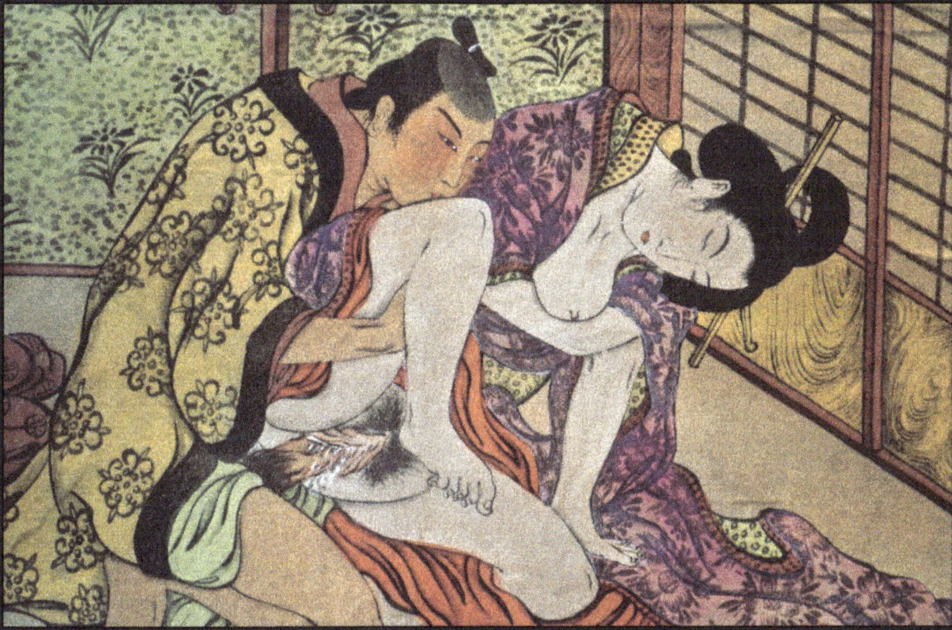

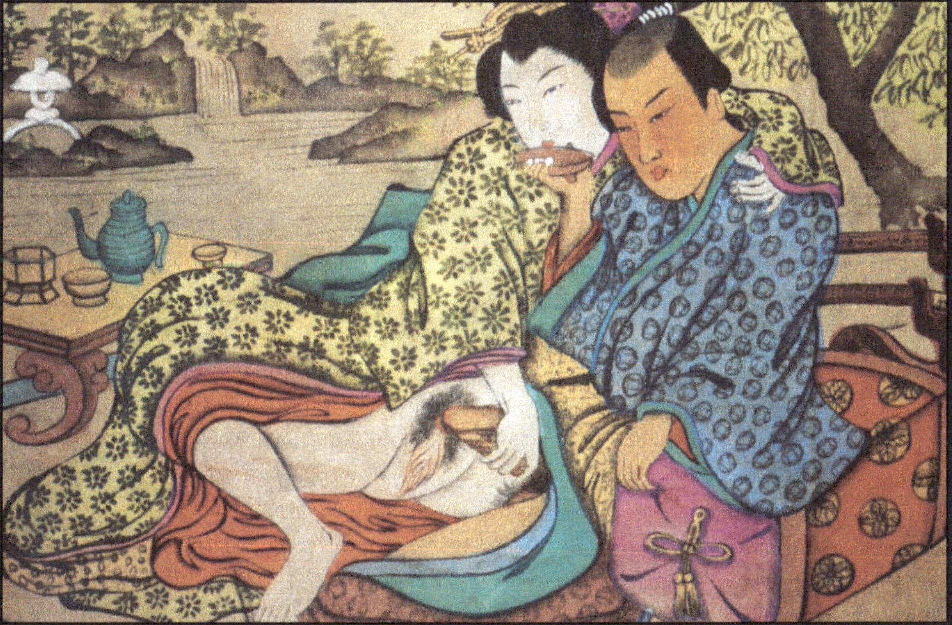

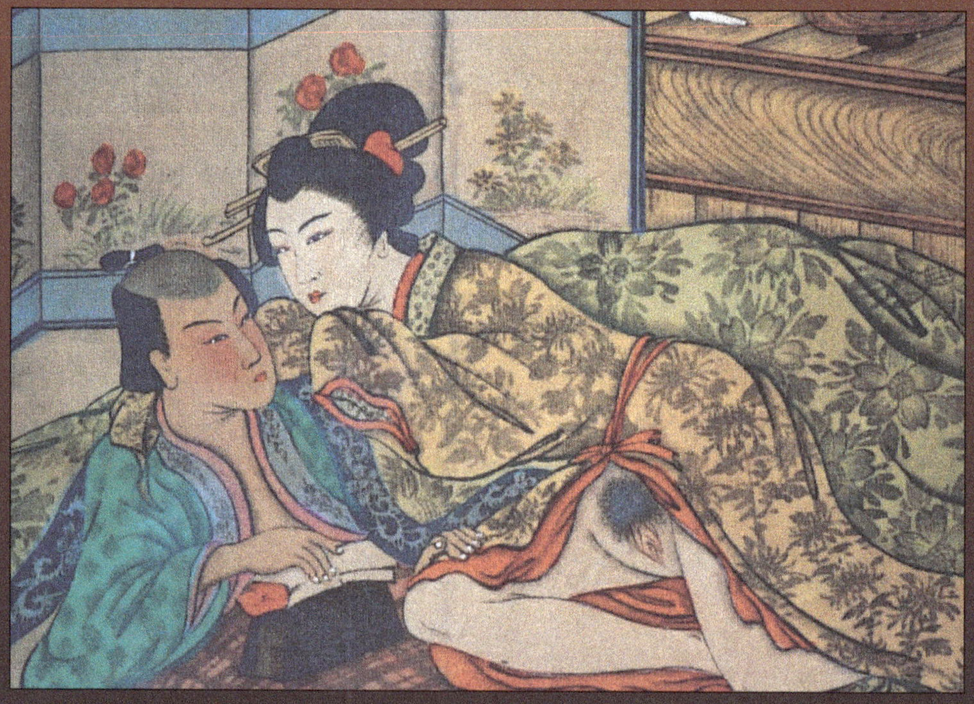

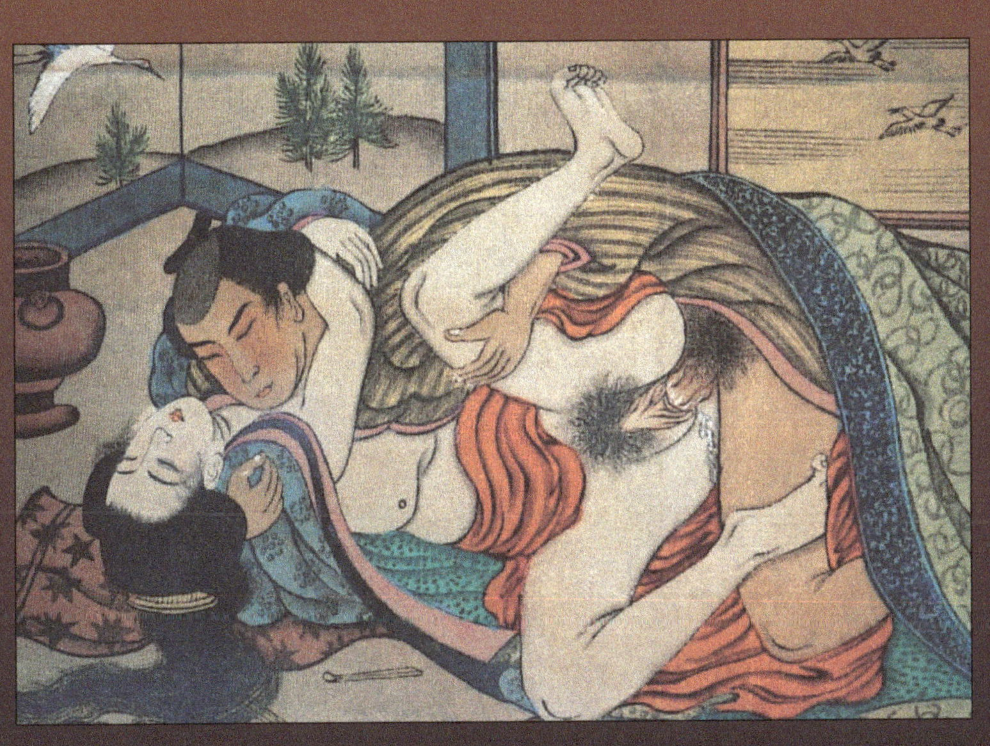

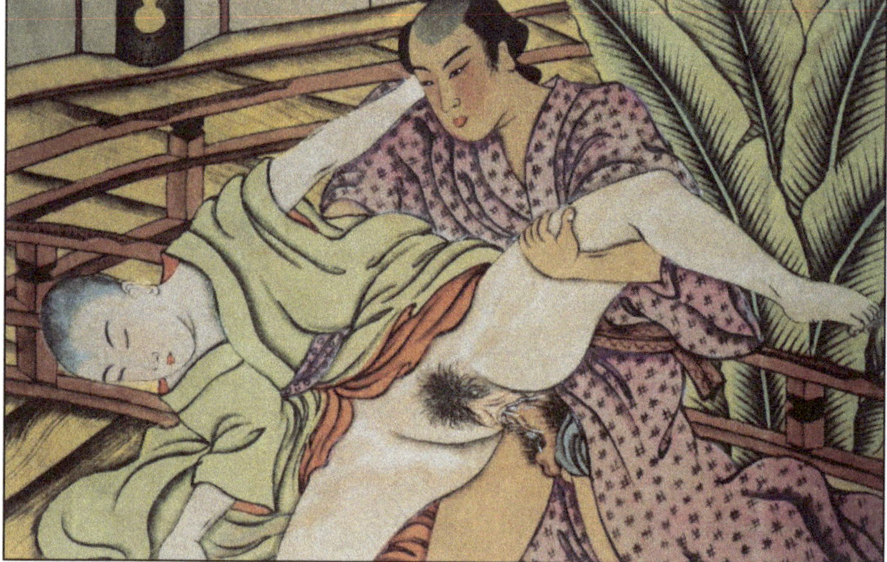

56

So entstanden Führer durch die «Grünen Häuser», die die Vorzüge und Mängel der begehrtesten Kurtisanen wie auch ihre Ausstattung und ihren Preis beschrieben. Diese «Liebesbaedeker» enthielten ebenso Hinweise auf die Eigenheiten des Charakters der jeweiligen Frauen, besonders was ihren erotischen Einfallsreichtum, ihre Zuverlässigkeit und Ehrlichkeit betraf. In anderen Büchern wurden intime Geheimnisse mitgeteilt, Ratschläge für den Umgang mit den Mädchen und Hinweise auf Besonderheiten ihrer erotischen

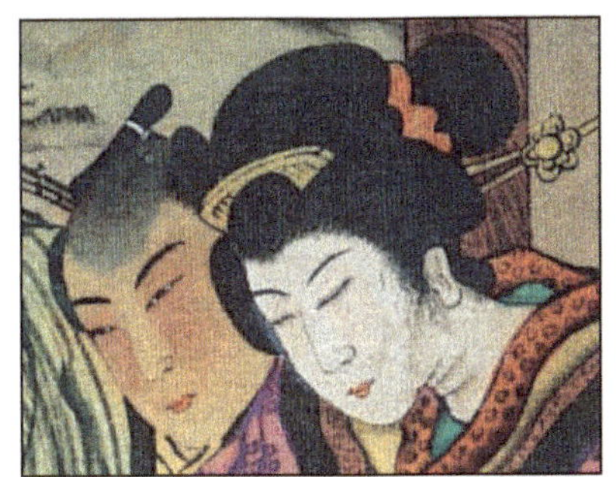

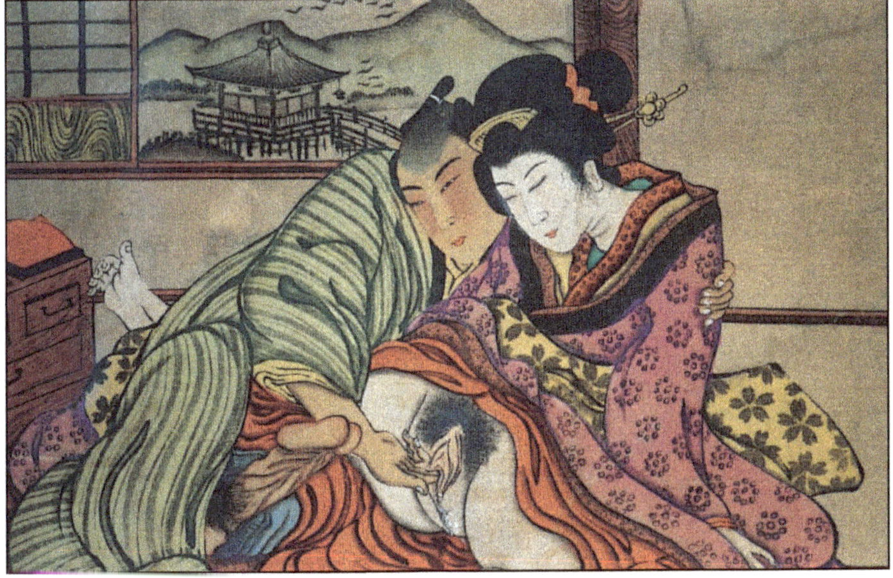

Techniken. Erfahrene Liebhaber wies man auf besonders erlesene erotische Genüsse hin, die sie erwarten durften.

Der Sammler und Händler Hayashi Tadamasa (1851 - 1906), der als einer der ersten kostbare japanische Farbholzschnitte nach Paris brachte, besaß nicht weniger als zweihundert «Führer durch die Freudenhäuser», die das Leben der Kurtisanen in Yoshiwara beschrieben.

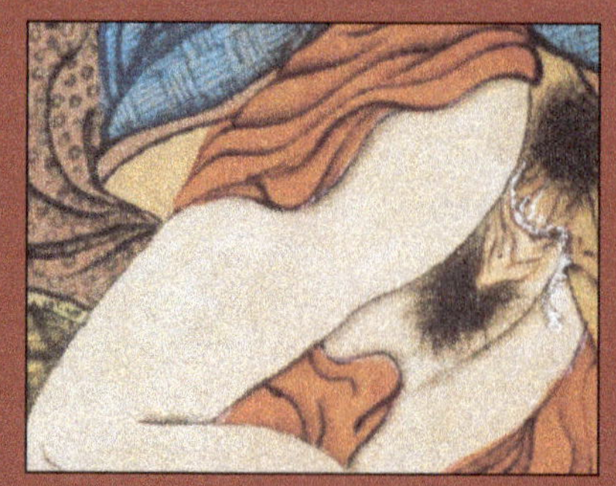

58

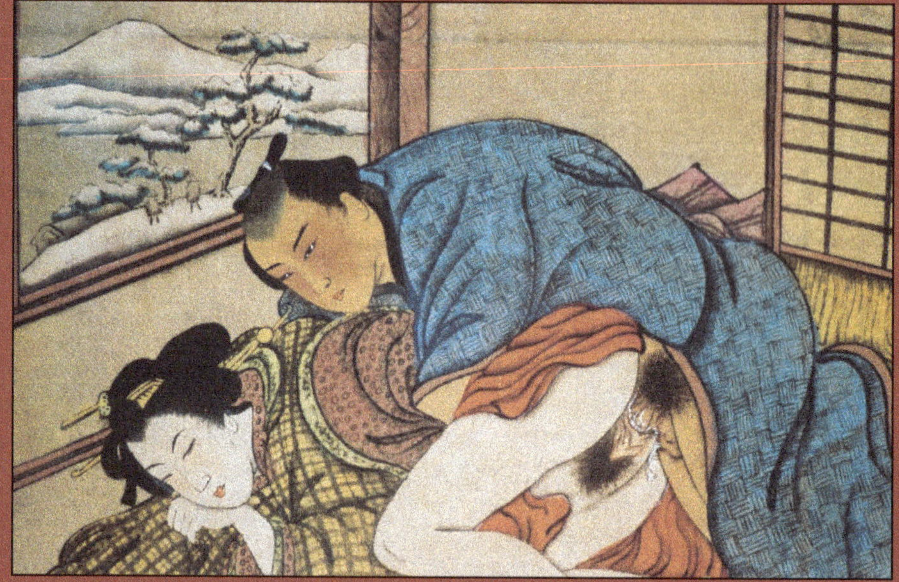

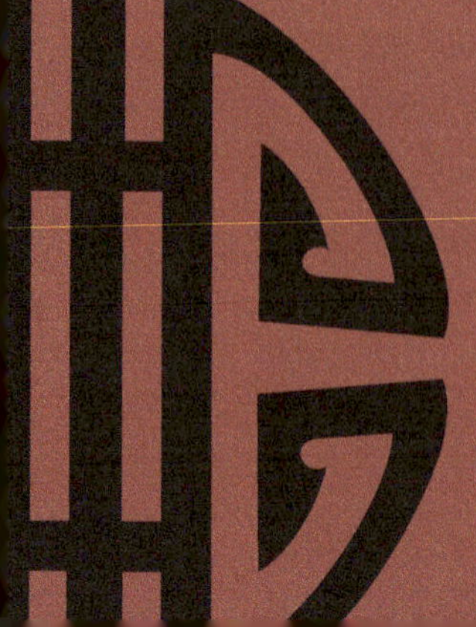

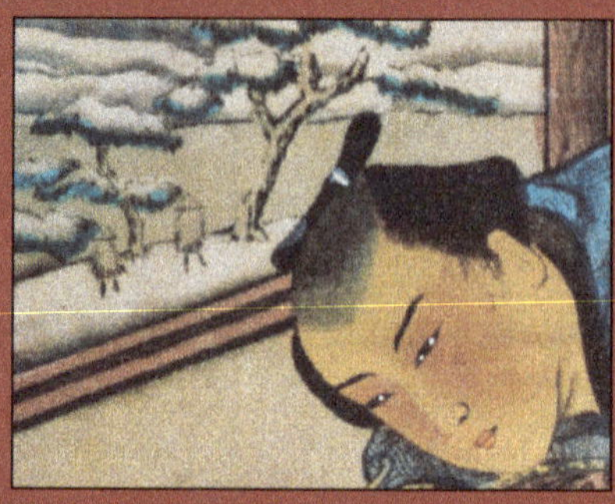

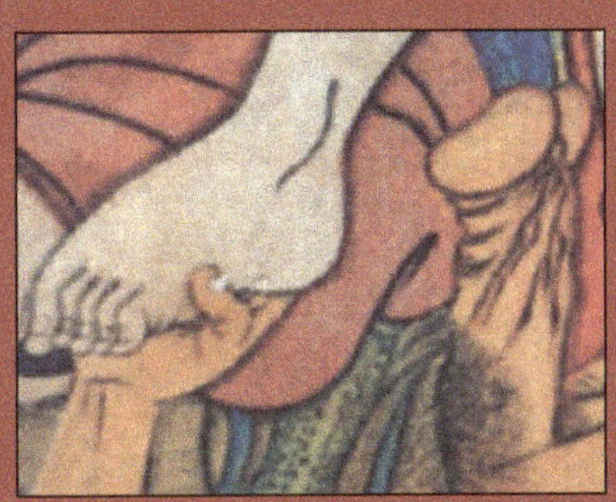

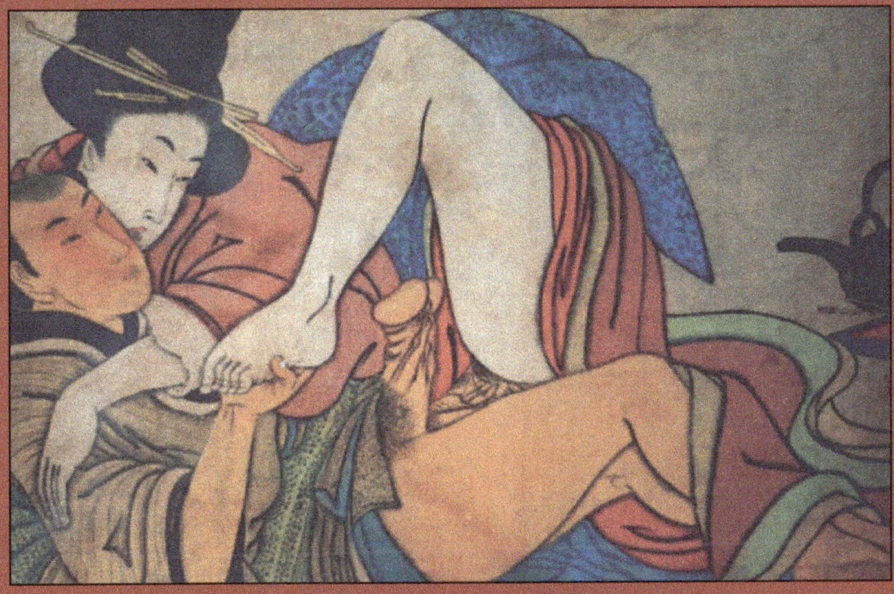

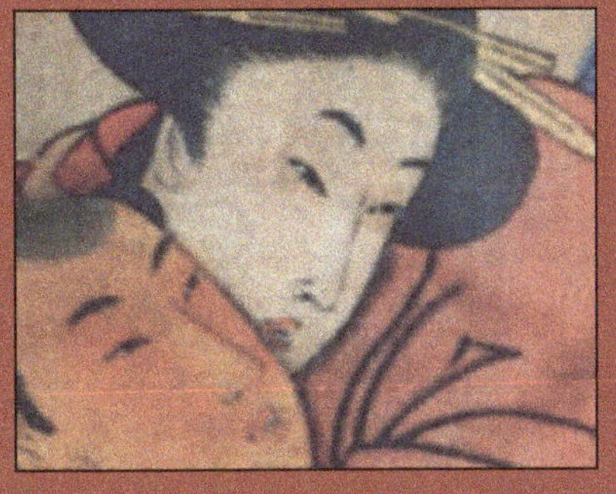

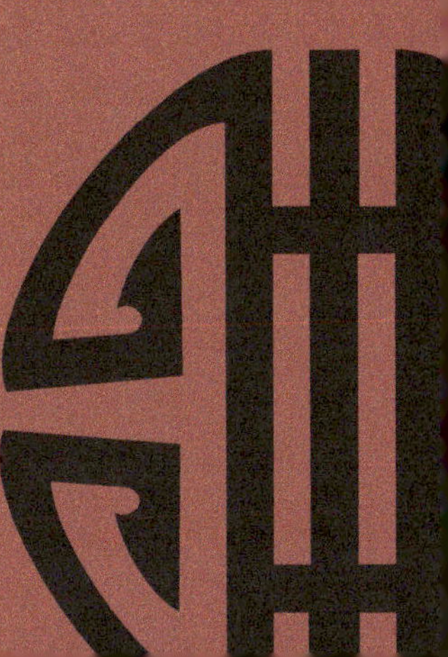

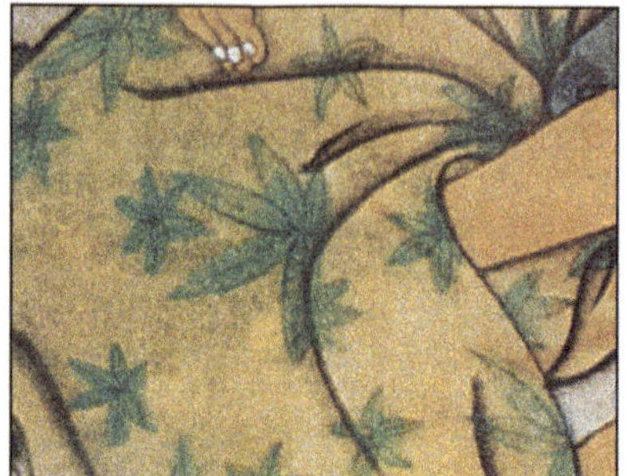

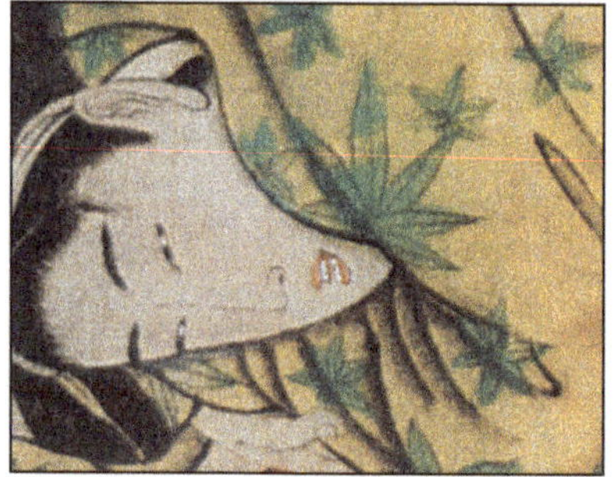

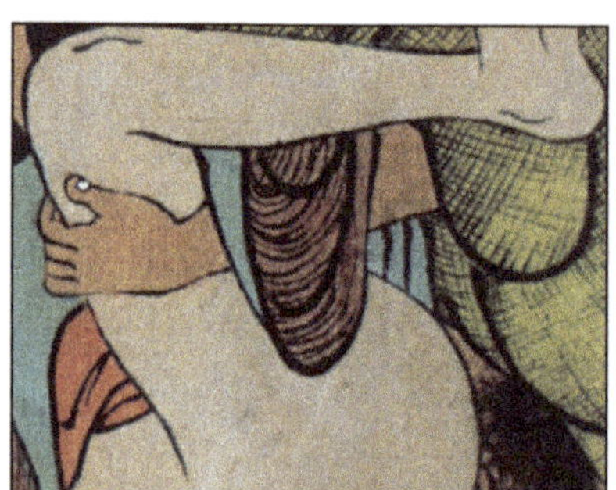

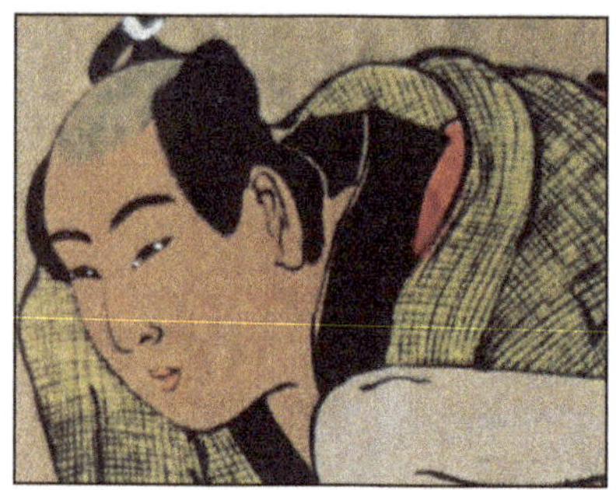

Einer der grössten Meister des Farbholzschnittes war Utamaro (1753 - 1806). Sein gesamtes Leben spielte sich zwischen seiner Kunst und Yoshiwara ab. „Die Tage verbrachte er bei seinem Verleger oder in der Werkstatt, die Nächte in Yoshiwara," schrieb Edmond de Goncourt, sein Biograf. Der Weg vom Atelier zu den «Grünen Häusern» war nicht weit, denn das Verlagshaus befand sich gegenüber dem Eingang des Yoshiwara. Soll man ihn als einen japanischen Toulouse-Lautrec bezeichnen?

Zu seiner Zeit arbeiteten in den fünfzig Häusern ungefähr sechstausend Mädchen, darunter mindestens zweieinhalbtausend Kurtisanen, die ihre Liebesdienste anboten. Die Bewohner von Edo, heute Tokyo, hatte damals schon die Millionengrenze überschritten. Große Kurtisanen verdankten ihr prunkvolles Dasein nicht nur der reichen Bürgerschaft der Stadt, sondern vor allem den zahlreichen Lehensfürsten, die jedes zweite Jahr in der Hauptstadt verbringen mussten, damit sie vom kaiserlichen Hof besser überwacht werden konnten. In ihrer Untätigkeit bot für sie der Besuch in Yoshiwara eine willkommene Abwechslung.

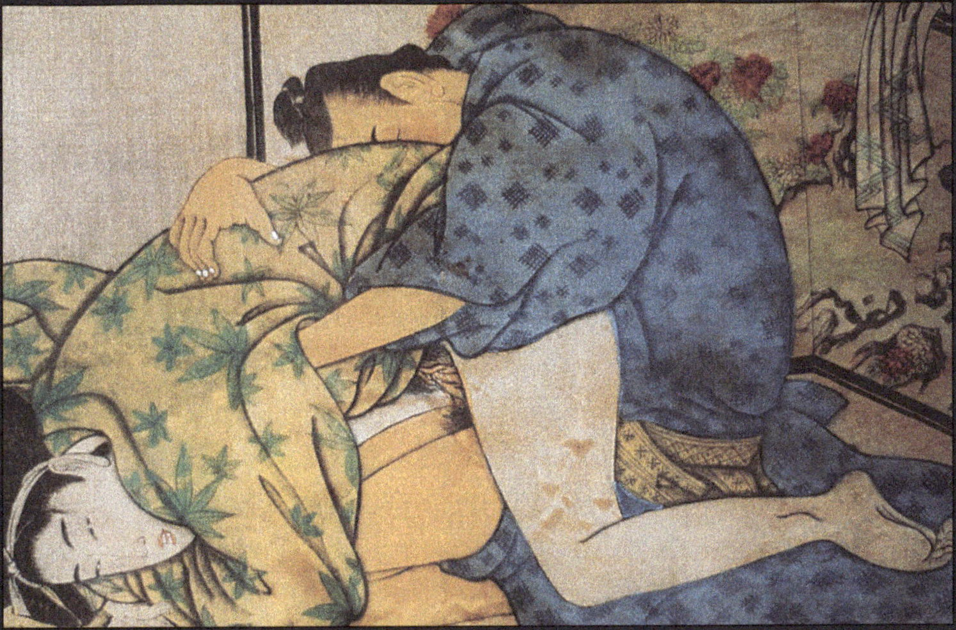

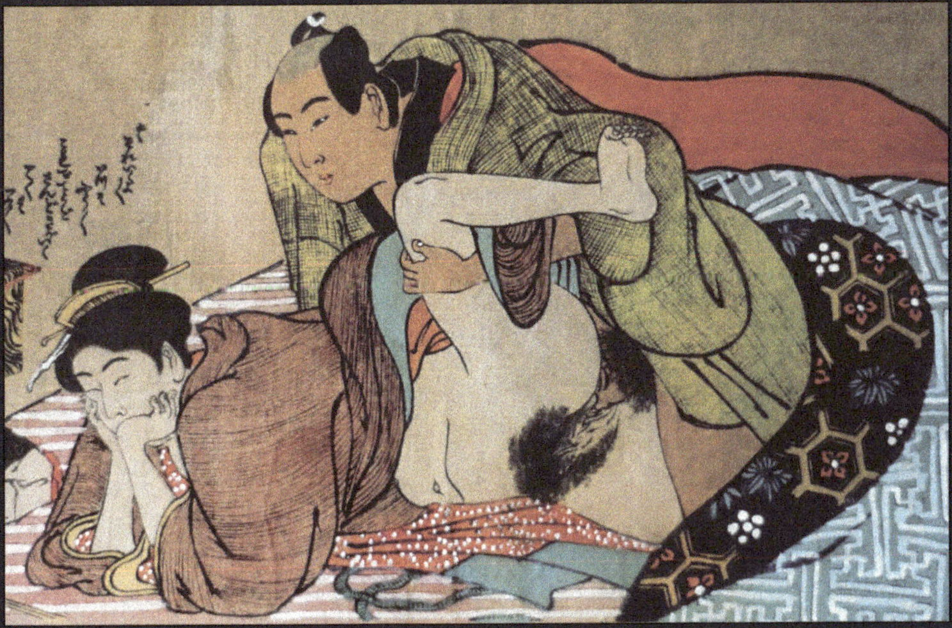

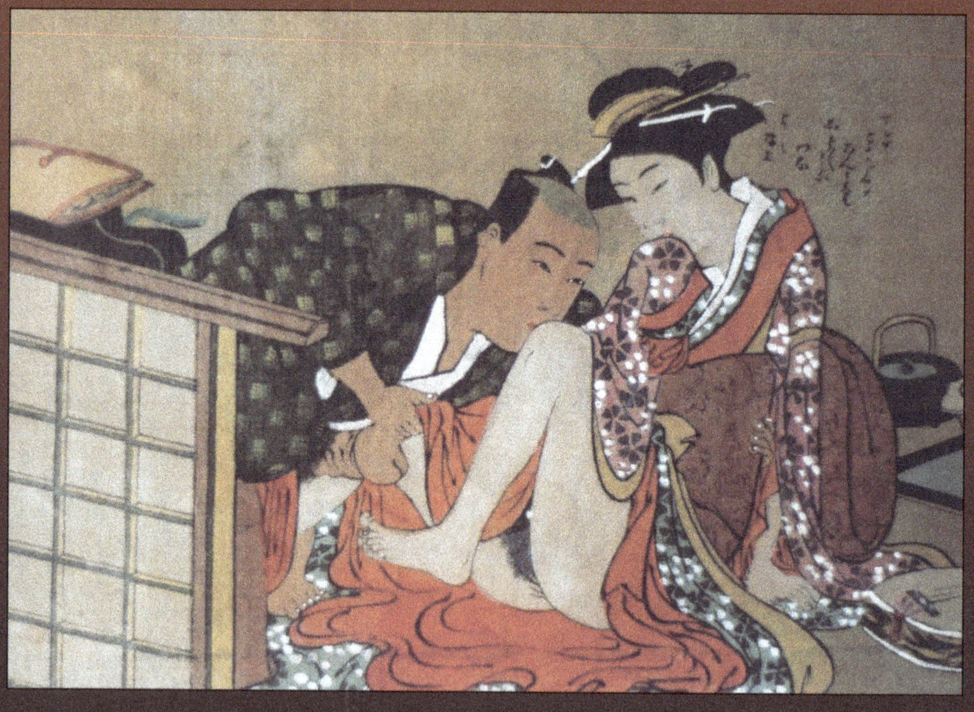

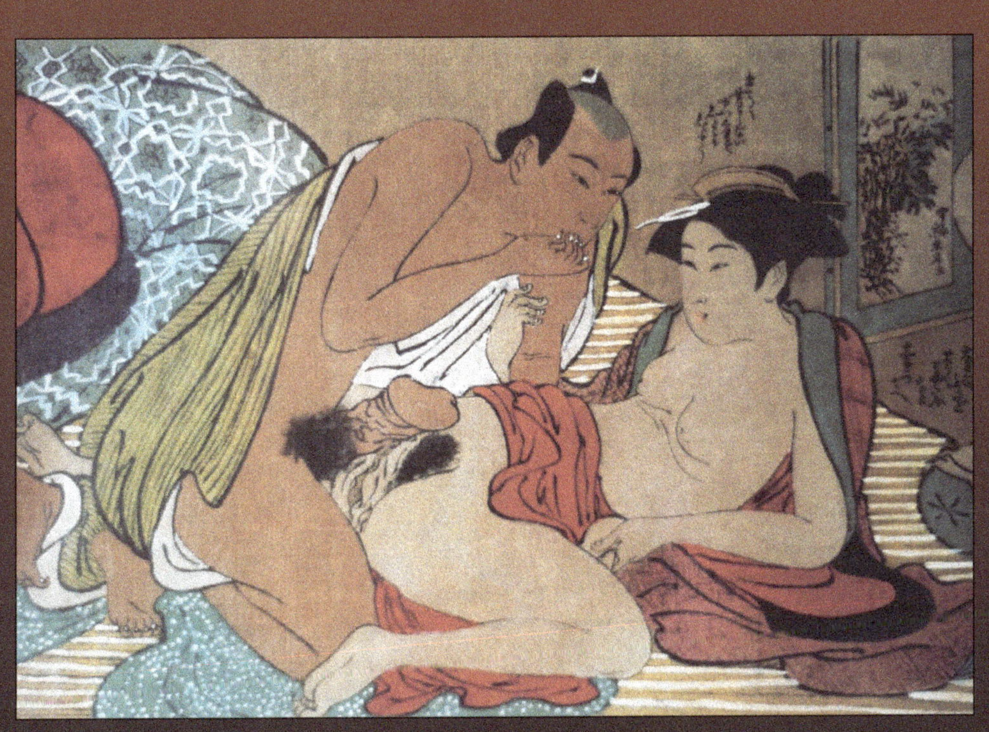

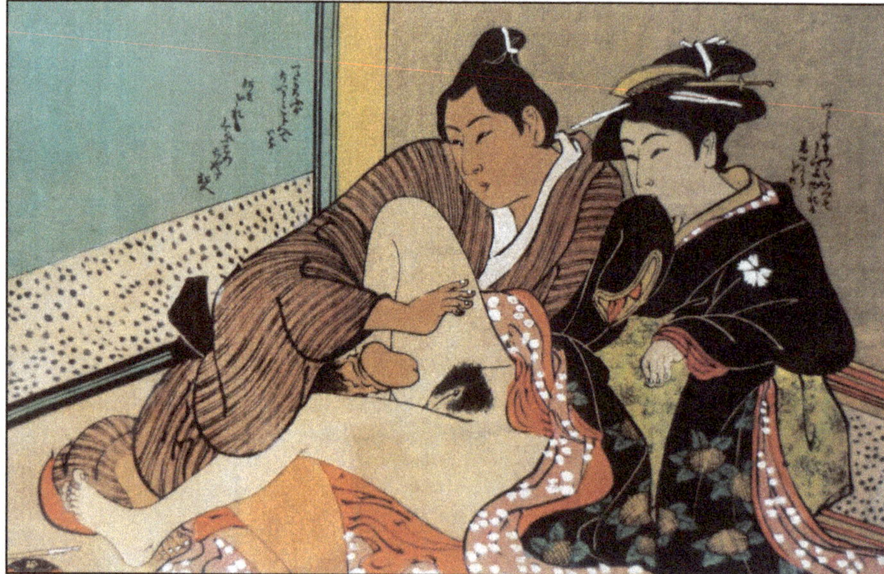

Wie auch in der europäischen Zeit des Absolutismus hatte die kriegerische Ideologie an Macht verloren. Liebe und Geschlechtlichkeit wurden für den Adel zu gesellschaftlichen Elementen mit hoher Attraktivität. Diese vornehmen Herren, die wie die hohen Provinzialbeamten oft mit zahllosem Gefolge ohne ihre Familien in der Hauptstadt lebten, ritten häufig zu Pferd ins Yoshiwara oder ließen sich in einer Sänfte dorthin tragen.

Die Staatspolizei hatte die Konzession für den Vergnügungsbetrieb um so lieber erteilt, als sie damit einen Kreis von Individuen besser im Auge

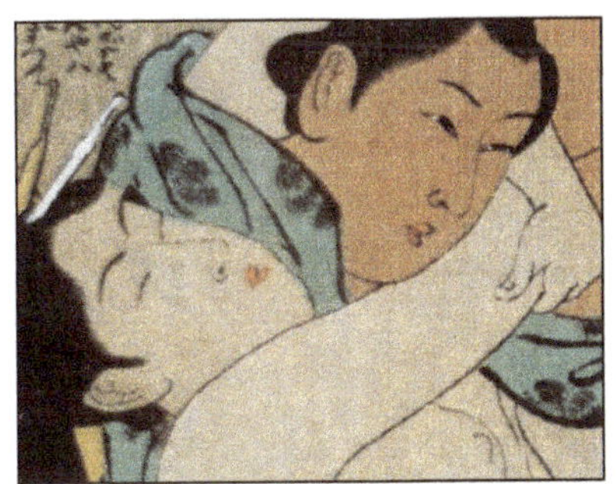

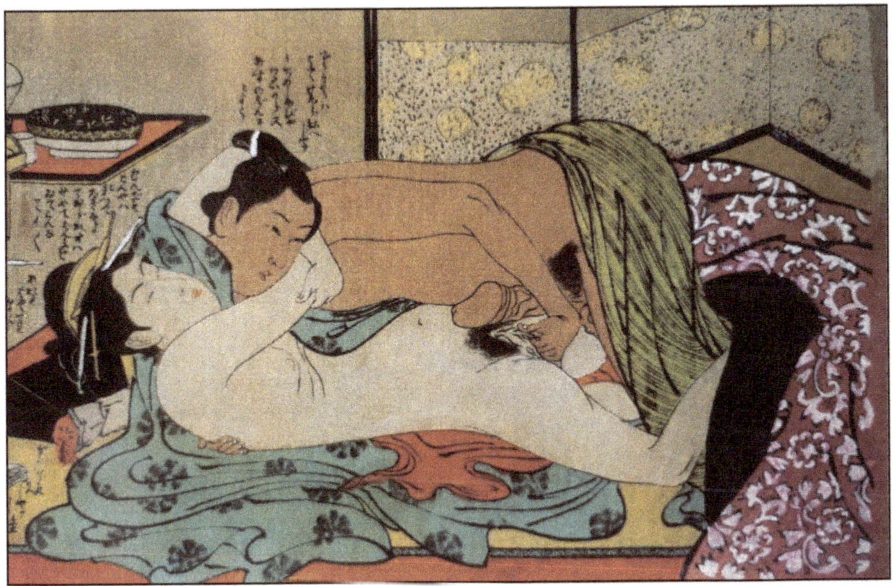

behalten konnte, der sich sonst allzu leicht der Kontrolle entzogen hätte.

Das Yoshiwara entstand bereits im Jahre 1600, auf einem sumpfigen Landstück hinter dem Palast, welches das «Binsenfeld» hieß. 1657, nach dem großen Brand der Stadt, zog man in die Nähe des Tempels der gnadenreichen Kwannon von Asakusa, behielt den Namen aber bei. Das Viertel wurde mit Mauern und Graben umgeben und durch rechtwinklig sich kreuzende Straßen in neun Quartiere eingeteilt. Betrat man diese «Stadt ohne Nacht, die wie das Rad des Pfauen glänzt»,

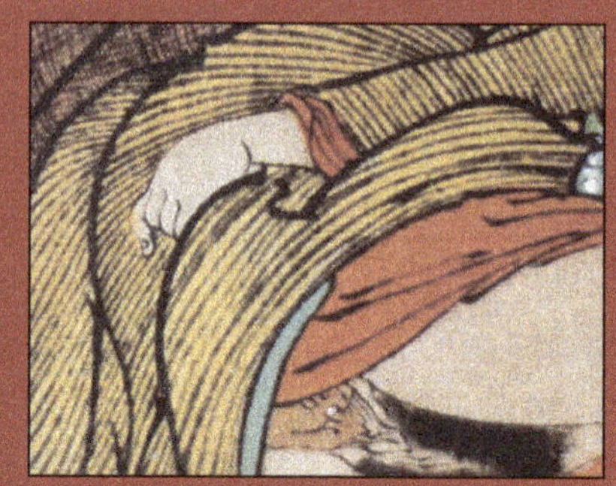

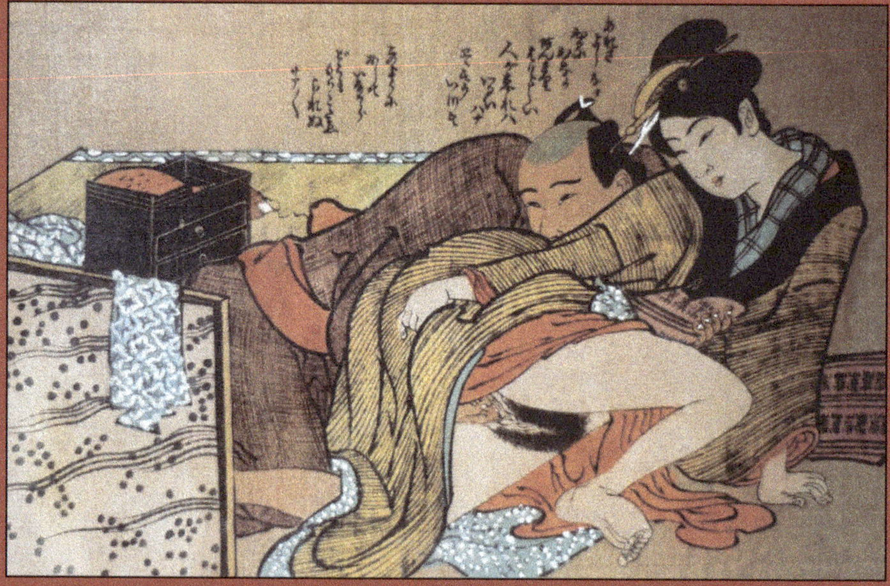

66

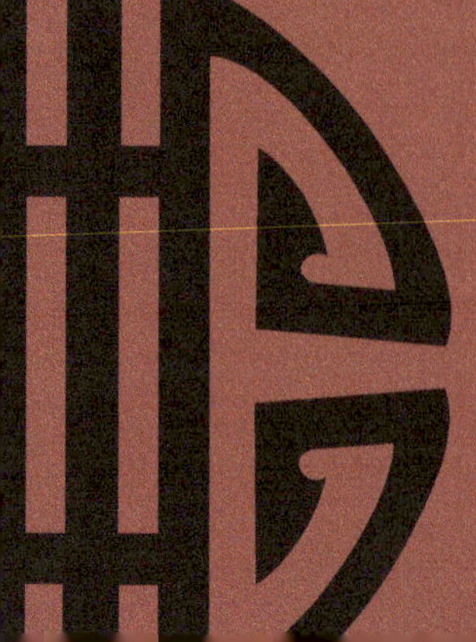

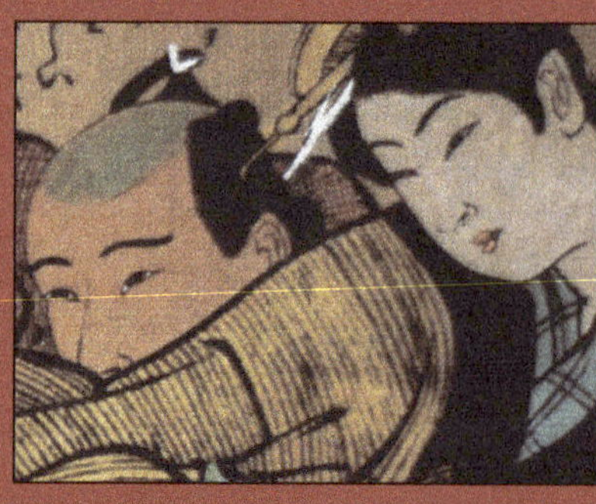

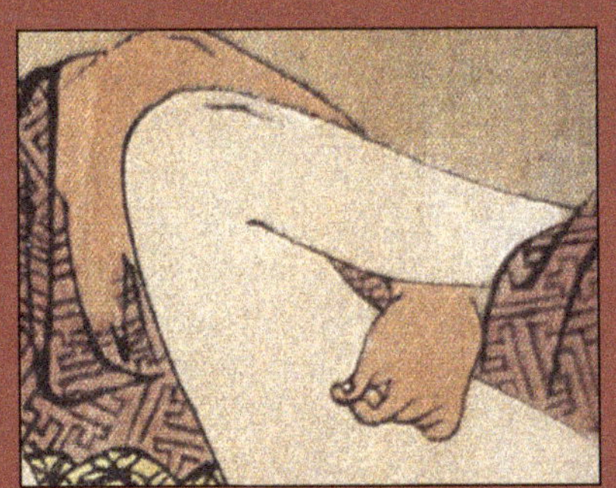

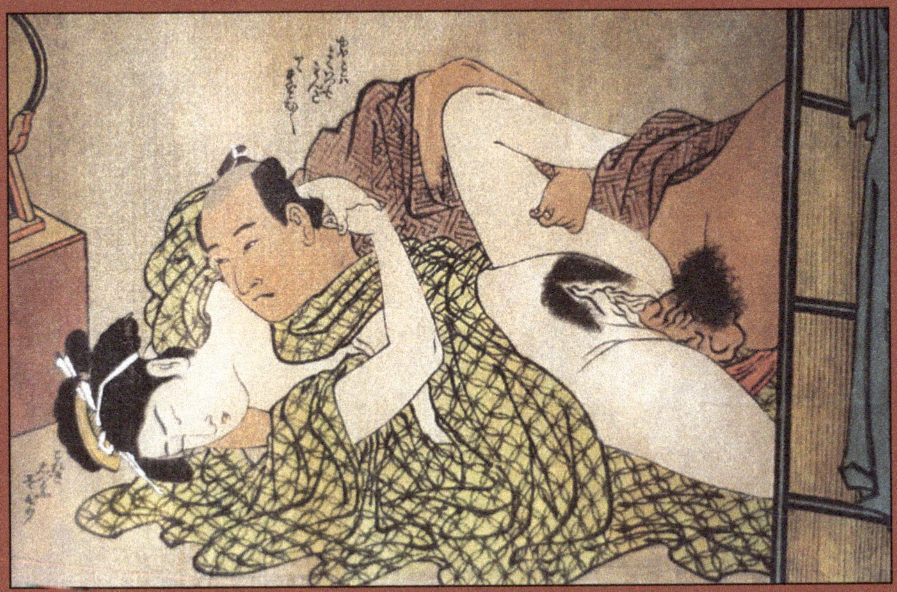

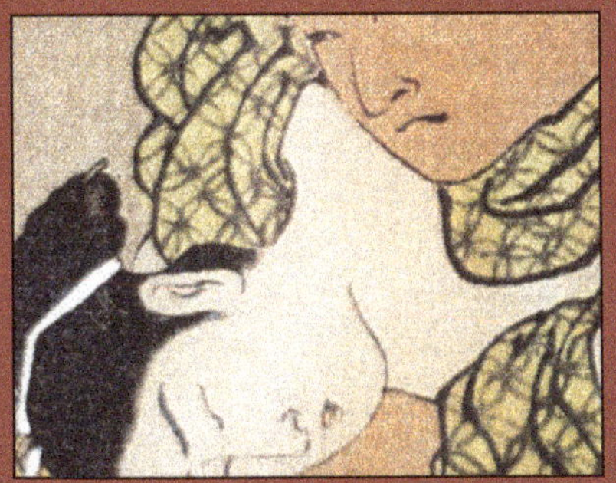

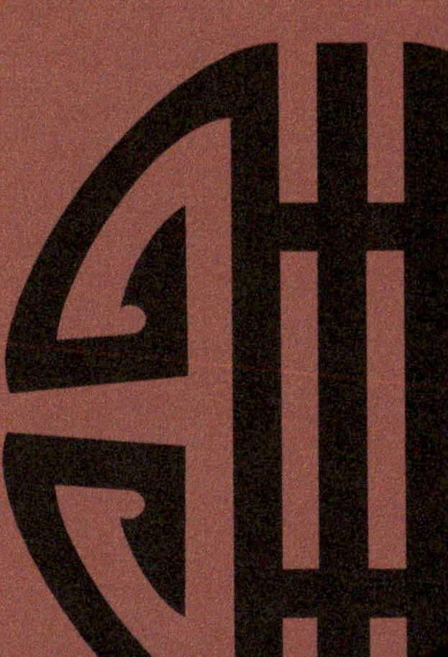

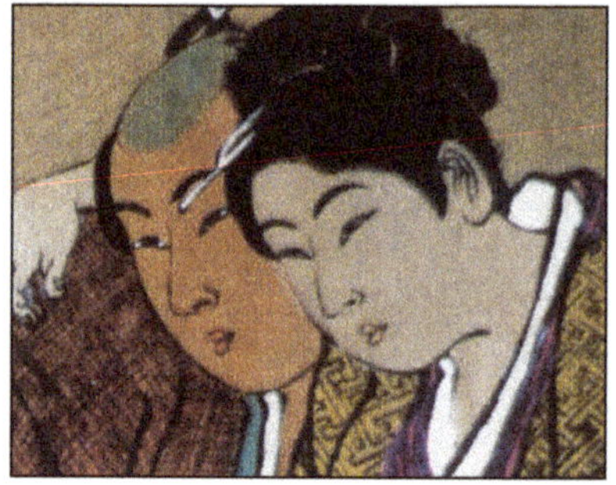

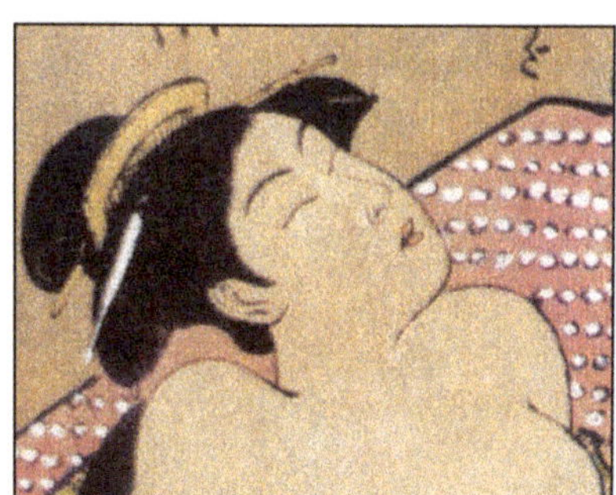

68

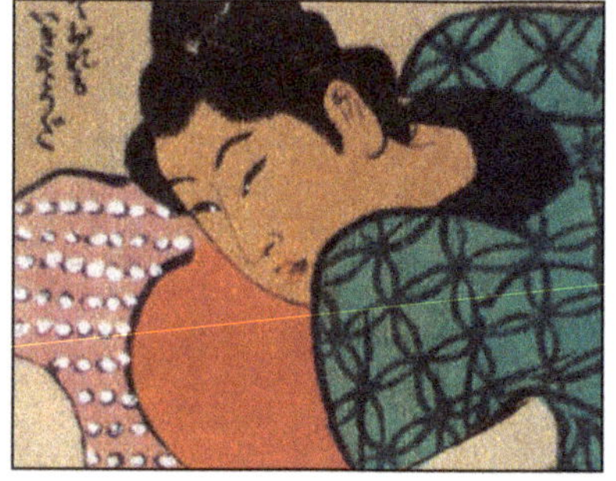

durch das einzige Eingangstor, so stieß man auf die große Mittelstraße der fünfzig Teehäuser, in denen wirklich nur Tee ausgeschenkt wurde. Sie bildeten gewissermaßen die Vorzimmer der Bordelle und dienten der Vermittlung von Prostituierten. Feste lösten sich dort ohne Unterlass ab. Alles war von solchem Glanz, «dass man zweifelt, ob man sich noch auf Erden befindet».

In der Bibliothek eines «grünen Hauses» fanden sich auch erotische Werke. Die Besucher, die auf ihr Schäferstündchen warteten, tranken Tee und amüsierten sich damit, in diesen mit freien Bildern und Erzählungen gefüllten Büchern zu blättern.

Wie bei den Griechen bedeutete auch den alten Japanern die körperliche Liebe die höchste Steigerung des Daseins und gleich den griechischen Hetären waren die Kurtisanen Yoshiwaras in allen Künsten bewandert. Ihr Auftreten in kostbaren Gewändern machte sie zu wahren Fürstinnen. Jippensha Ikku, ein Freund Utamaros, meinte von den Frauen des Yoshiwara: «Sie werden wie Prinzessinnen erzogen. Seit frühester Jugend gibt man ihnen eine Erziehung, die nicht umfassender sein könnte. Sie lernen Lesen und Schreiben, man unterweist sie in allen Künsten, in der Musik ebenso wie in der Teezeremonie, im Blumenstecken oder im kunstvollen Anrichten des duftenden Rauchwerks».

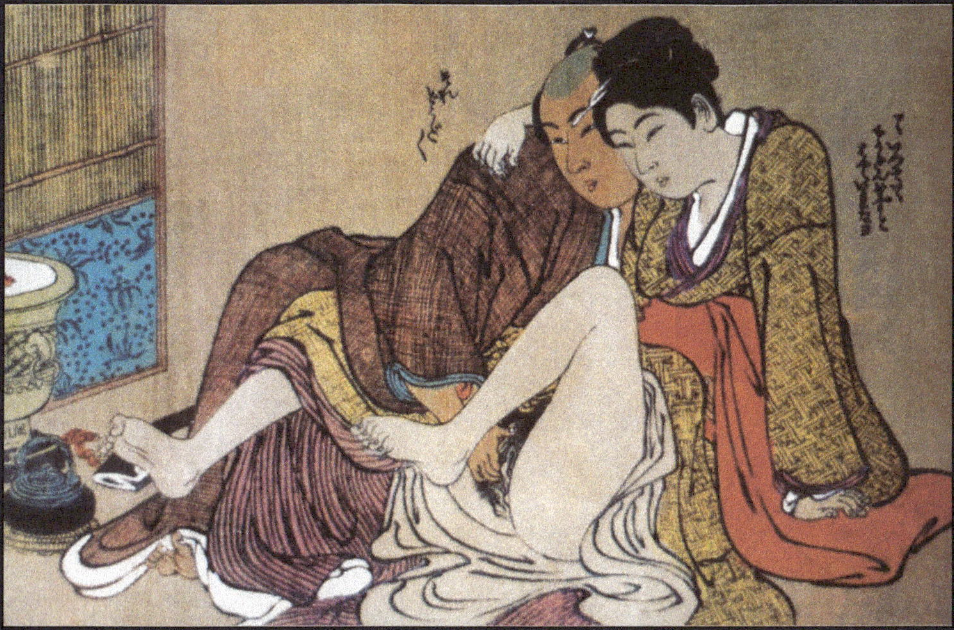

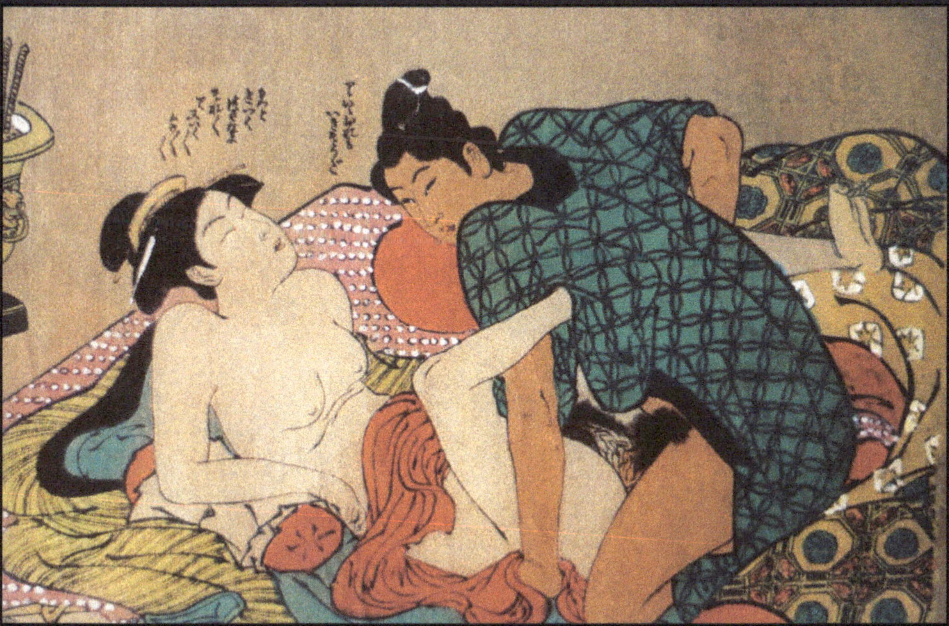

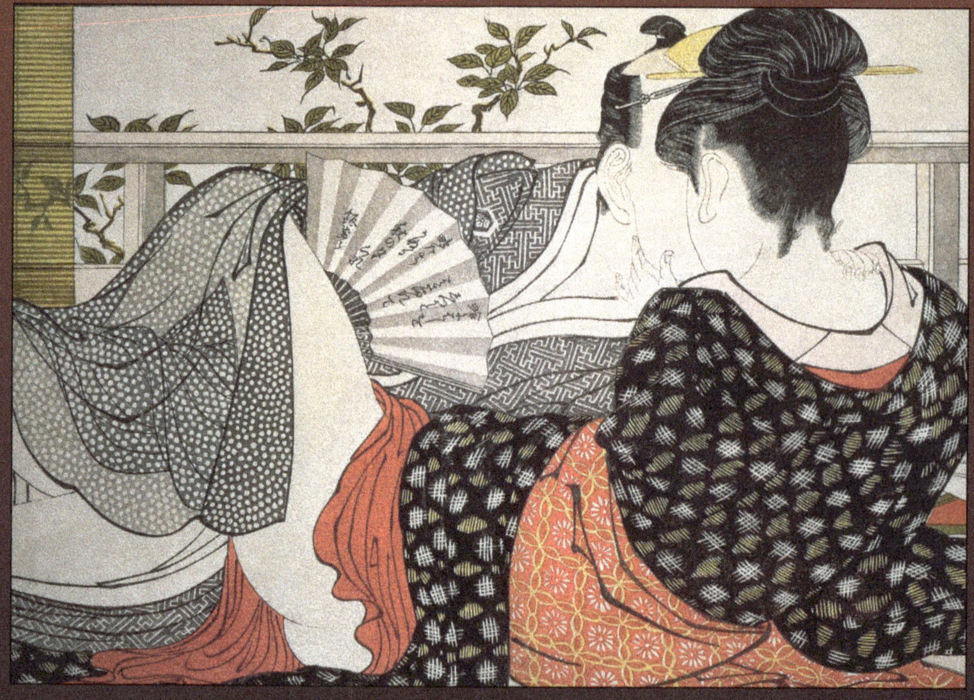

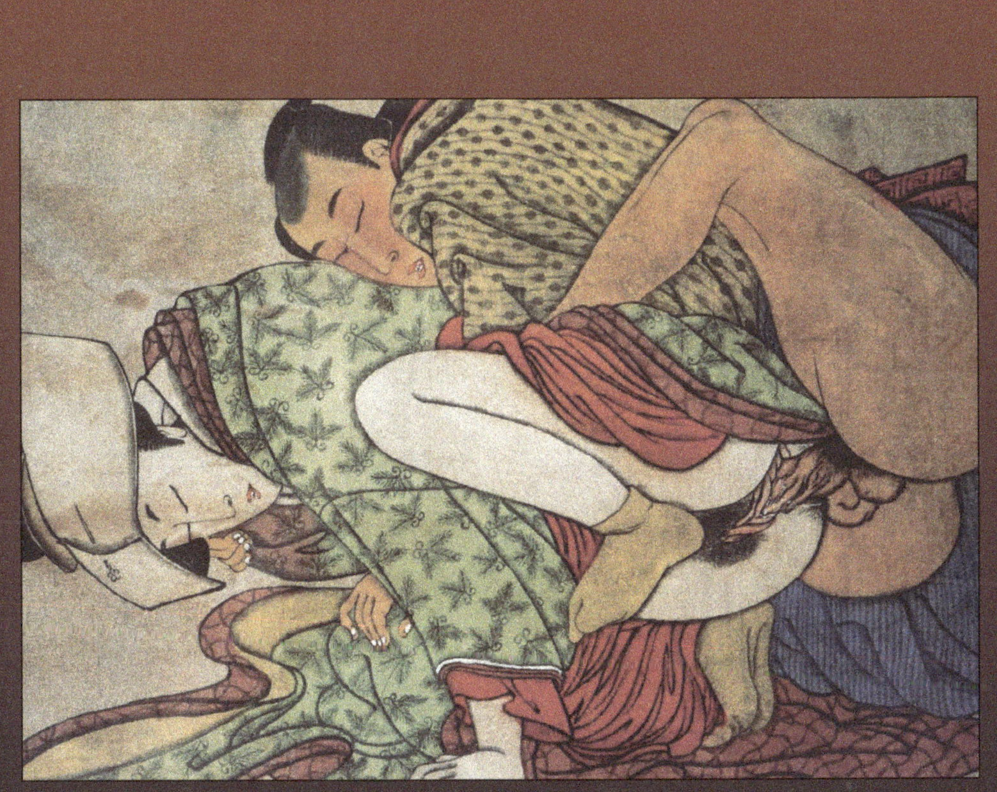

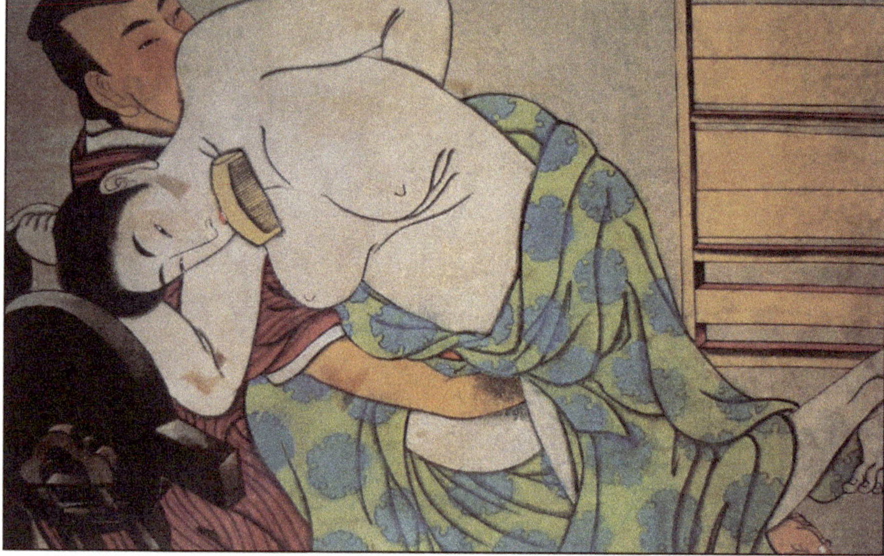

72

Im Umgang bedienten sie sich einer altertümlichen Dichtersprache, wie sie im Kaiserpalast vor mehr als tausend Jahren im Gebrauch war und die man nur wenig der allgemeinen Umgangssprache angepasst hatte.

So repräsentiert die Geisha, Theo Lesoualc'h zufolge, das Wesen, das der Japaner aus der weiblichen Natur geschaffen hat: die makellose Form, in der er die Elemente der Weiblichkeit komprimiert zu haben glaubt. Nichts im Verhalten der Geisha ist dem Zufall überlassen. In den Augen des Mannes ist sie das Sinnbild der Perfektion, von der vollendet geformten Frisur über

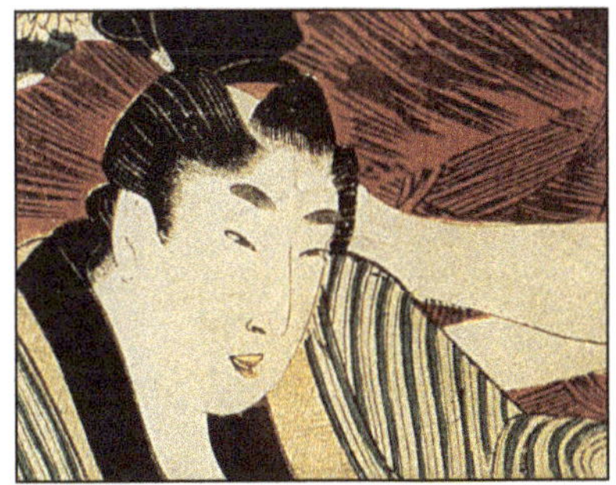

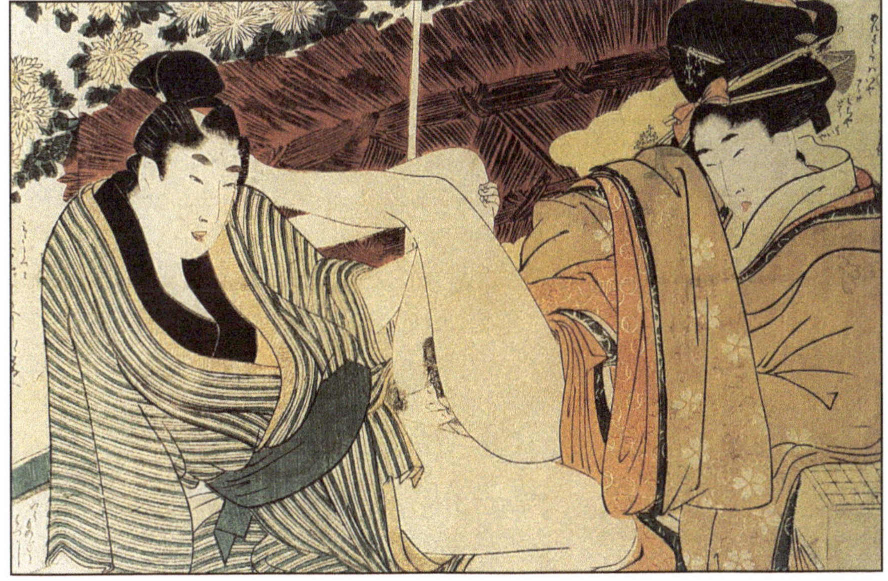

die Schminkkunst und die
Sandalen mit den roten
Holzsohlen, bis hin zur Kunst der
Haltung, des Sprechens, des
Fühlens. „Die Geisha, der
Archetyp der Frau, ist der
sinnliche Fetisch der weiblichen
Grazie, aber reduziert und
kodifiziert," so Lesoualc'h.

Dem westlichen Betrachter von
Shungas fällt der unbeteiligte
Gesichtsausdruck während des
Koitus auf. Beide Geschlechter
vollziehen den Akt mit
maskenhaft-stoischem Gesicht, als
wären sie gar nicht beteiligt.
Einzig die angespannt-verkrallten
Zehen und das Tuch, in das die
Frau ihre Zähne gräbt,

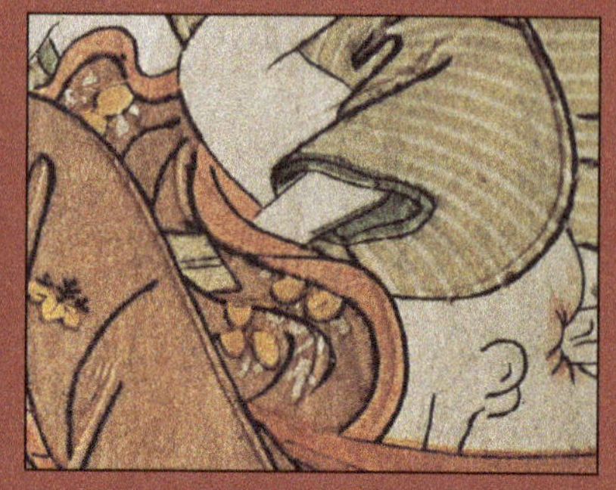

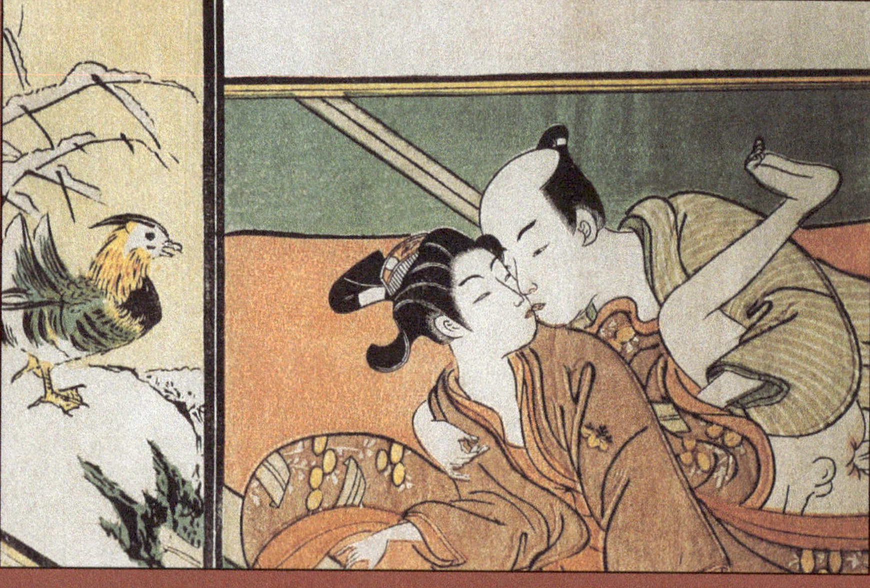

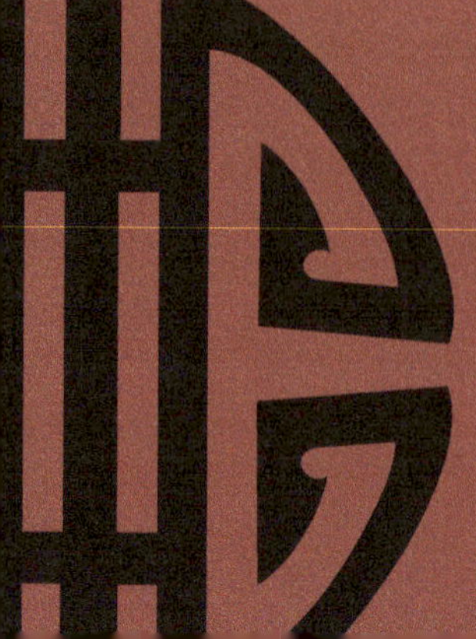

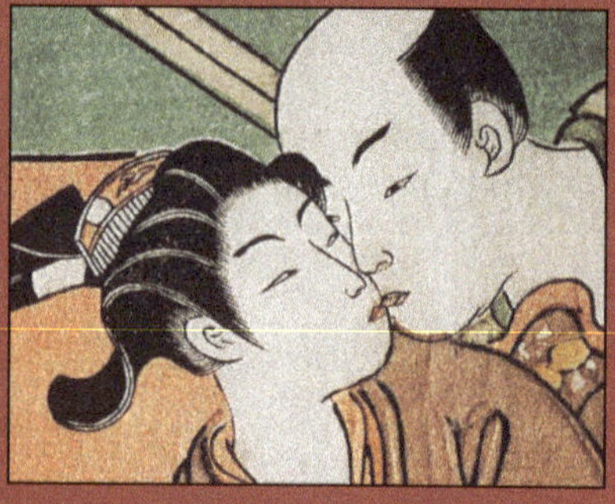

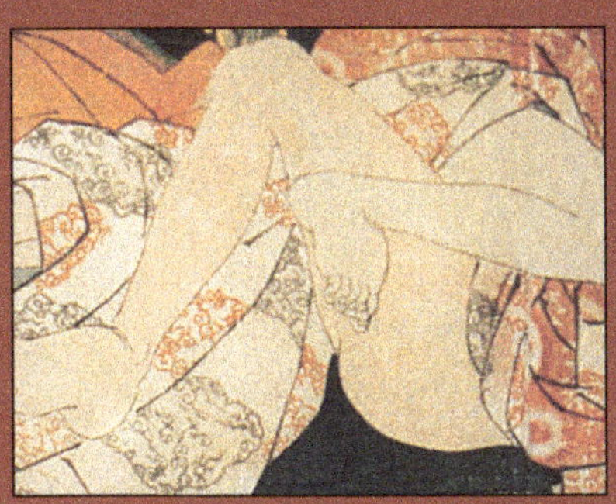

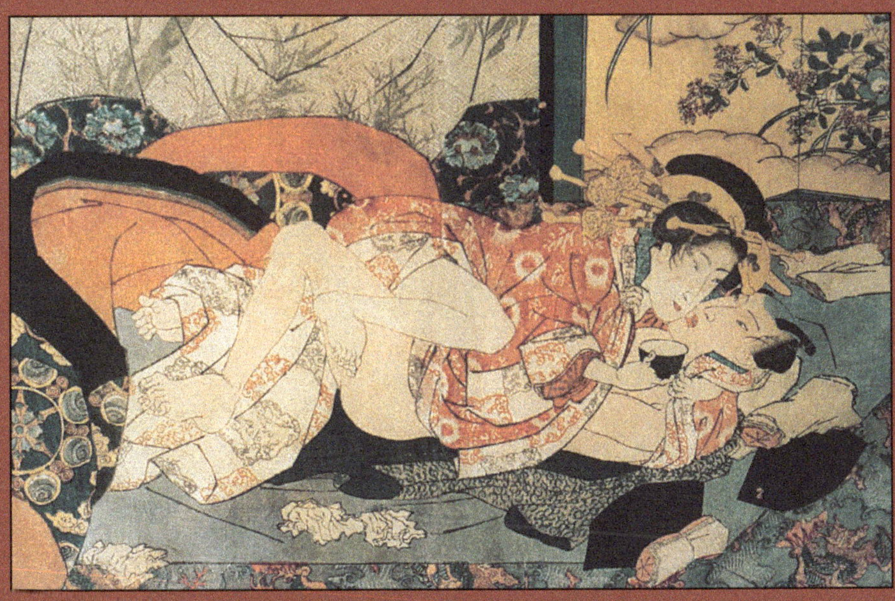

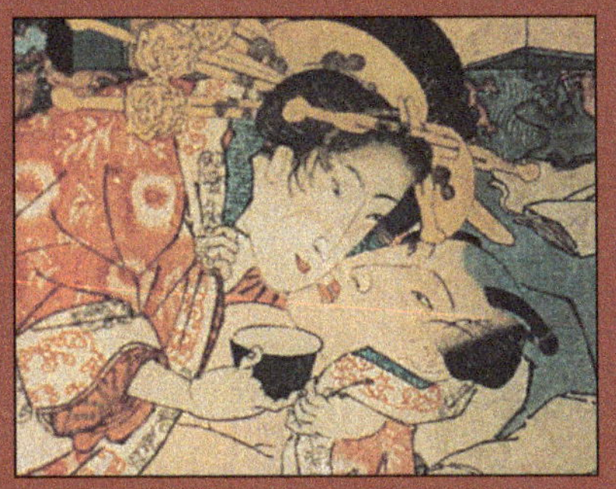

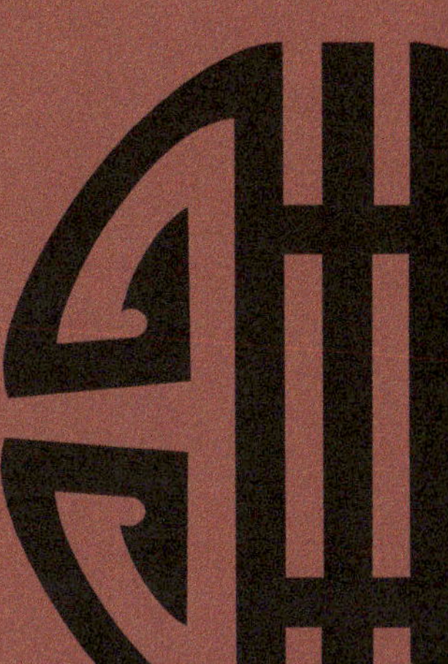

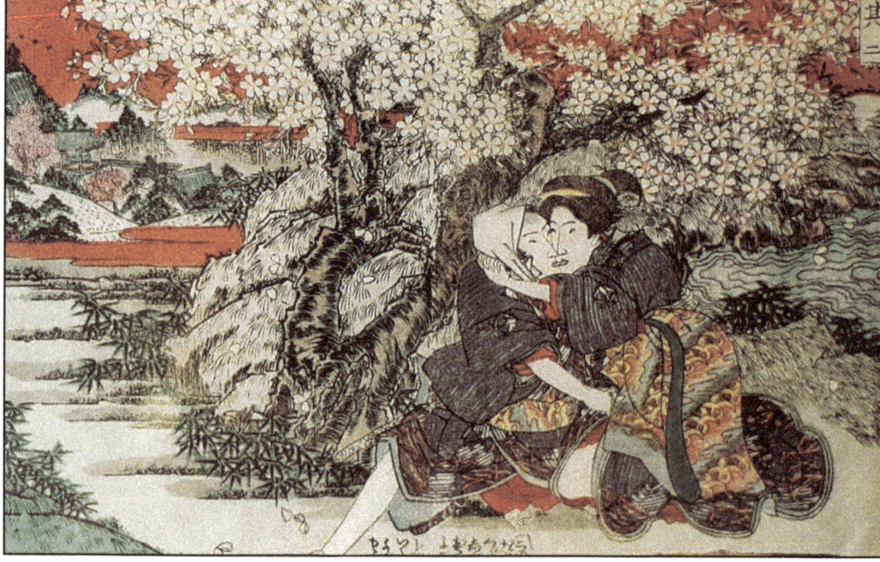

verraten eine innere Ekstase. Erschütterungen, seien es erhebende oder niederdrückende, gelangen traditionsgemäß nicht zum Ausdruck.

Was weiter an den Farbholzschnitten auffällt, sind die übertriebenen Dimensionen der männlichen Genitalien, die zuweilen karikaturistische Ausmaße annehmen. Ist es die Angst vor der Impotenz, welche die Glieder in der Fantasie zu solch grotesken Grössen anschwellen lässt? Eine Fantasie, hinter der wiederum die Angst vor der ungebändigten Natur der Frau steckt?

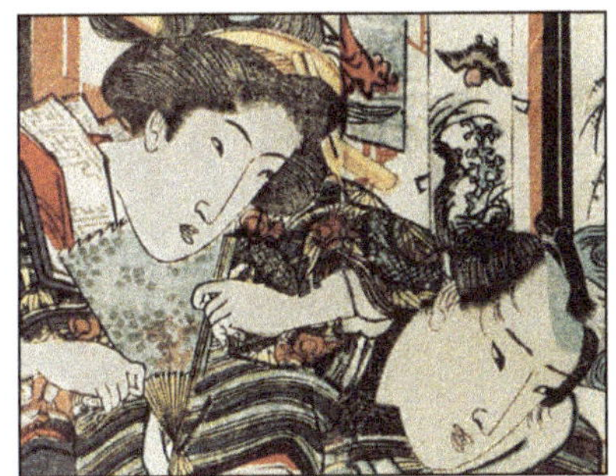

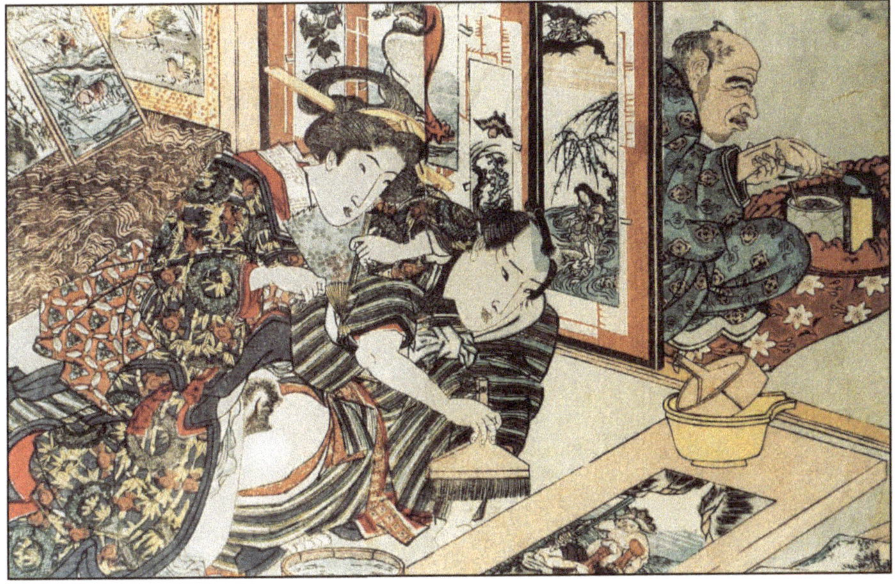

Doch wir finden in den
überdimensionierten Gliedern
auch noch den Nachhall des
Phallus-Kultes der alten Shinto-
Religion. Der Shintoismus wurde
als die wirkliche Seele Japans
bezeichnet. Es ist eine Religion,
die, frei von Dogmen und
Metaphysik, sich als Gemisch
verschiedenartigster Riten zu
Ehren von 800 Myriaden
polymorpher Götter präsentiert.
Der Phallus wurde hier selbst
zum Gott mit eigenen Tempeln.
Auch Hausaltäre sind diesem
Gott geweiht.

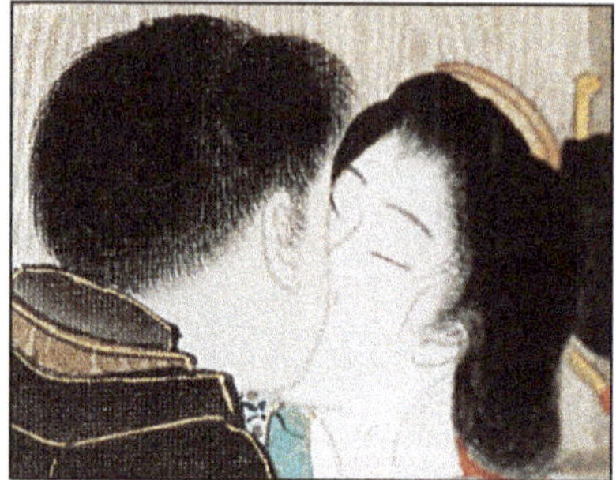

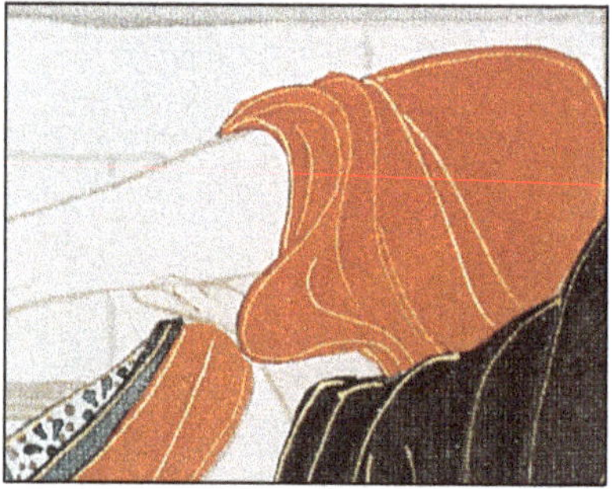

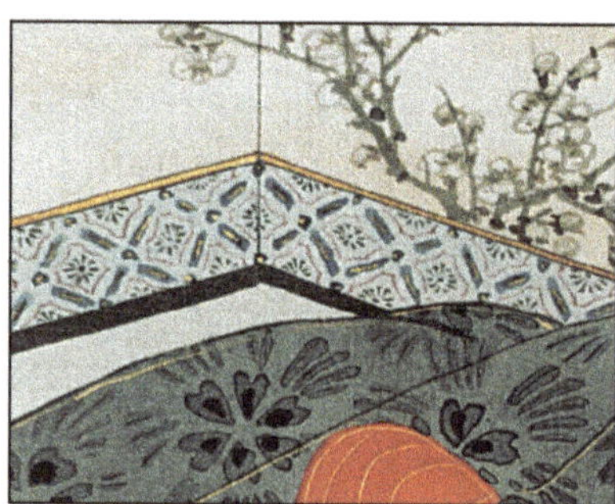

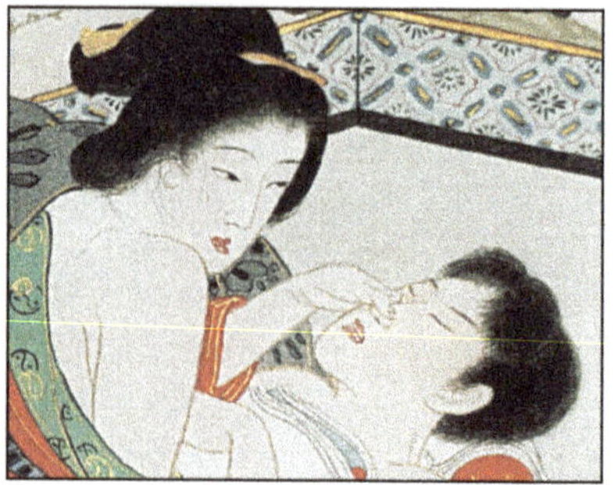

In den Vergnügungsvierteln des 17. bis 19. Jahrhunderts riefen die Hausbewohner am Abend diesen Gott mit einem Gebet an. Noch heute stehen Phallusstatuetten an Feldrändern als Fruchtbarkeitsspender.

Feste zu Ehren des Phallus waren weit verbreitet und gaben Anlass zu ausgelassenen Prozessionen. Ein Bericht vom Ausgang des 19. Jahrhunderts beschreibt eine solche Prozession in Tokyio: «Ein Phallus, mehrere Meter hoch, aus glänzendem Lack, wurde auf eine Art tragbarem Schrein aufgebahrt und von einer Schar junger Männer getragen, die schrien oder aus vollster Kehle lachten. Sie bewegten sich im Zickzack durch die Straßen, mit plötzlichen Ausbrüchen nach allen Seiten. Ein richtiges Bacchanal!» Der Phalluskult war das Rückgrat der Shinto-Religion. An den Tempeln wurden phallische Figuren aus Holz, Metall, Stein oder Porzellan als glücksbringende Fetische verkauft.

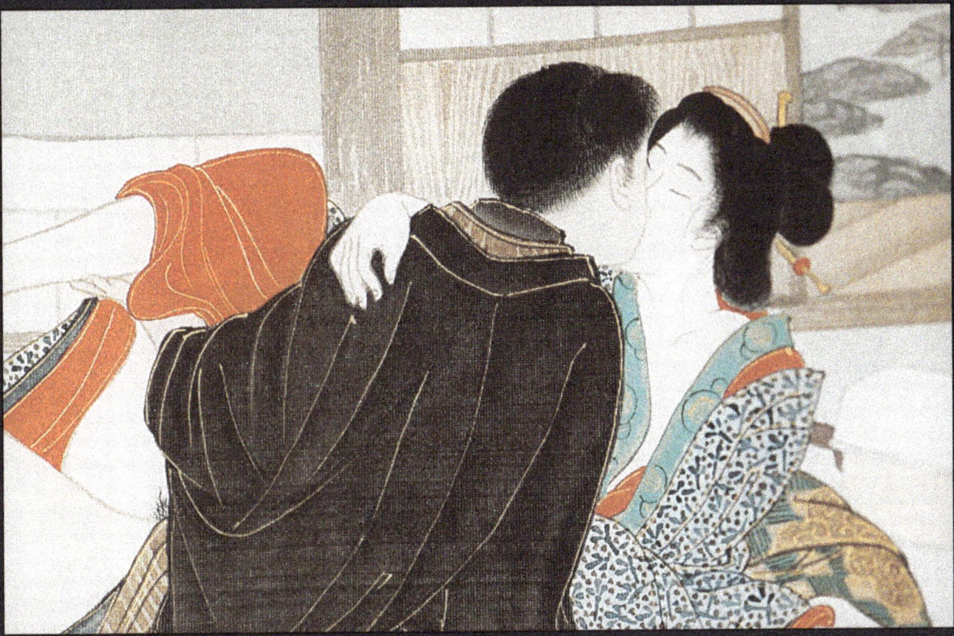

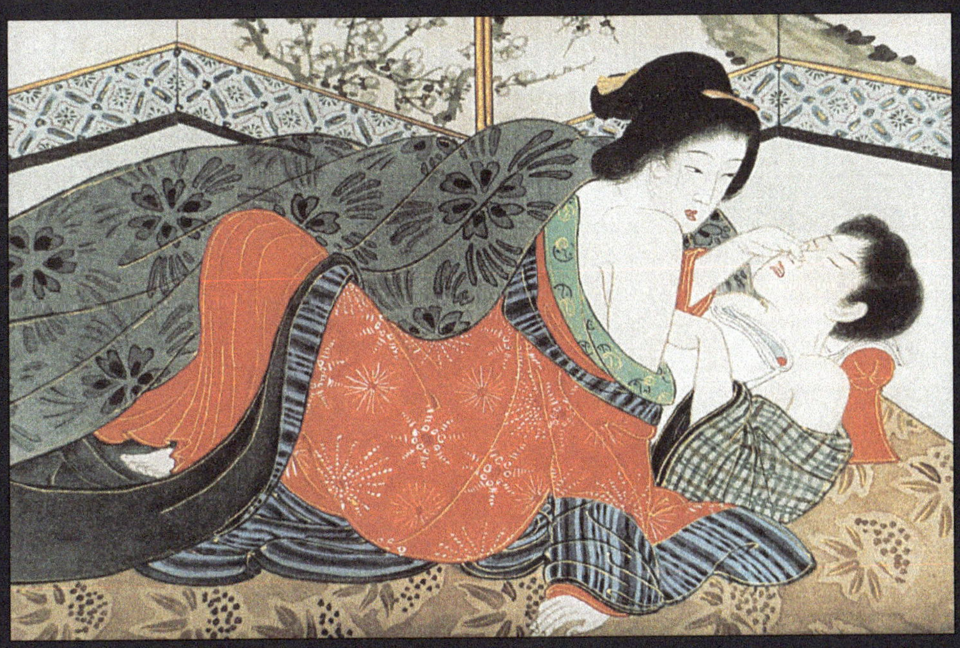

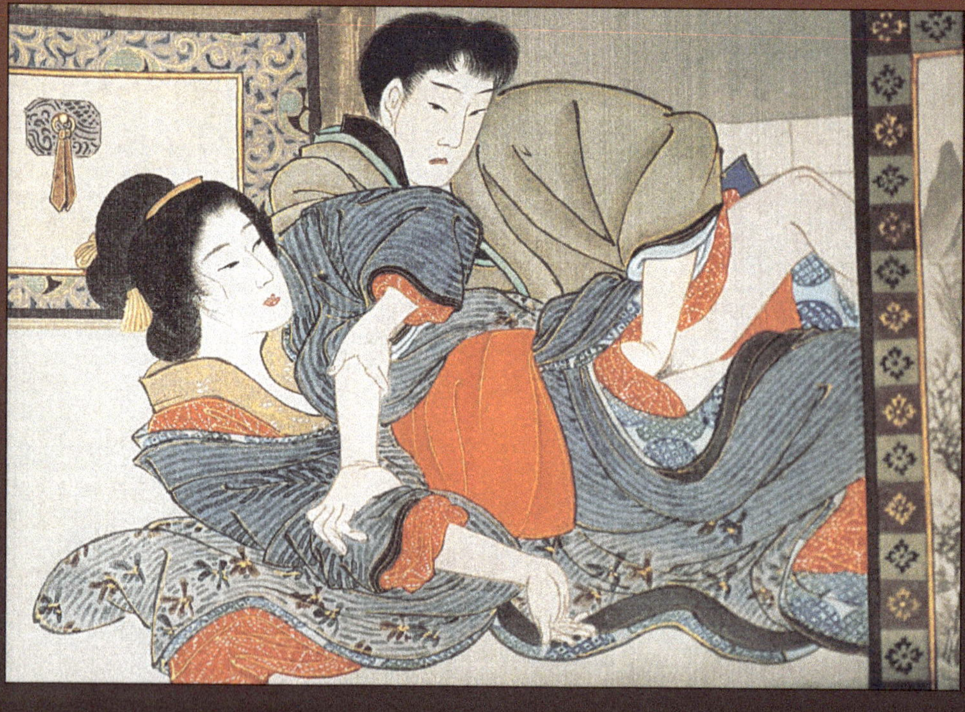

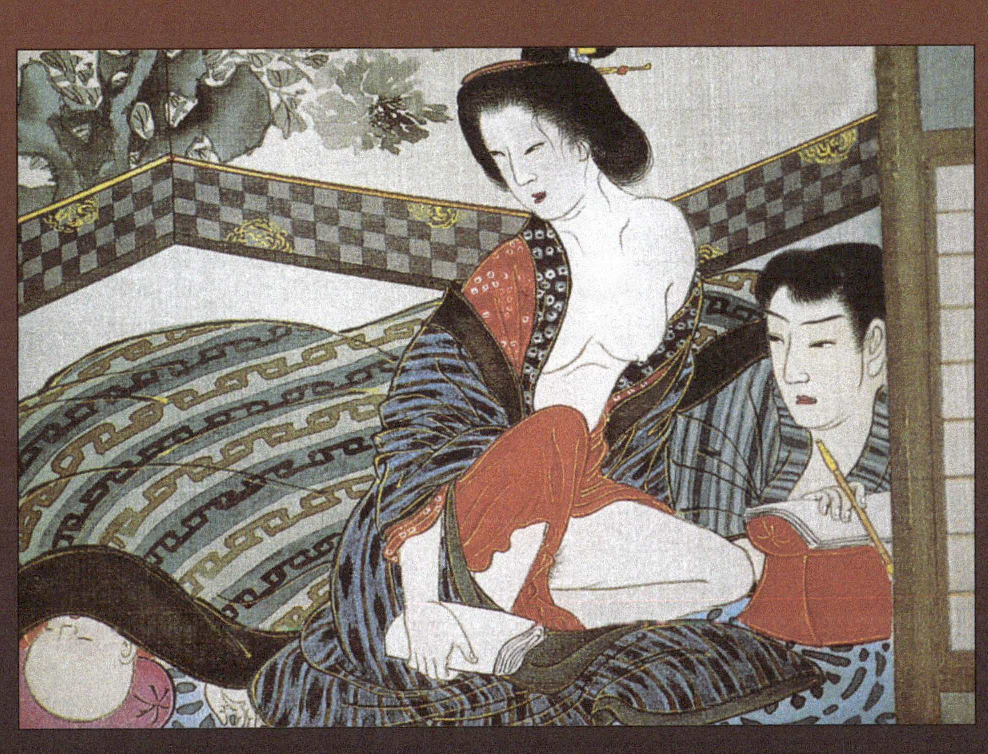

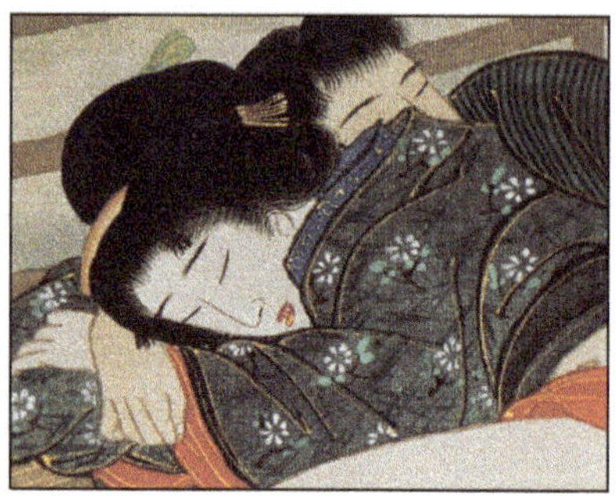

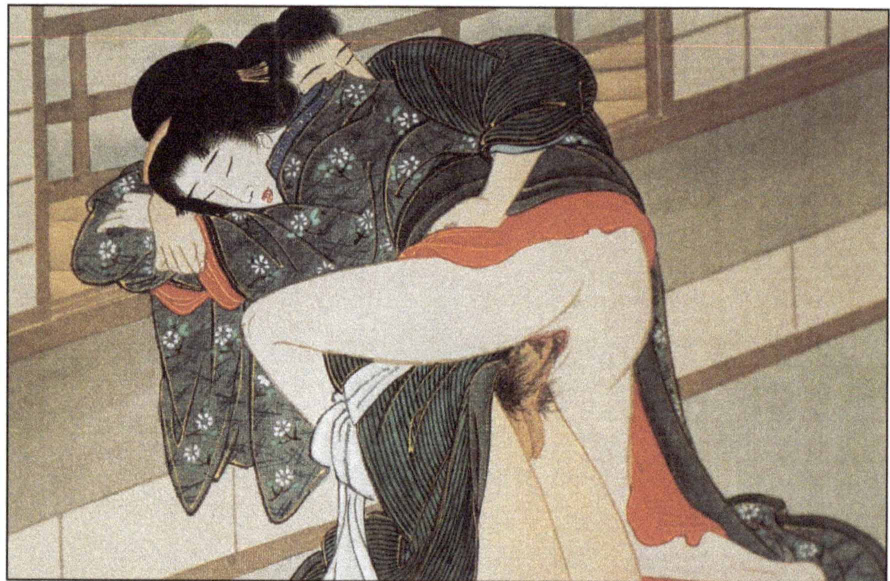

Die Sinnlichkeit um der Sinnlichkeit willen wurde im alten Japan niemals unterdrückt. Wenn es Gesetze und Verbote gab, dann waren diese sozial begründet, nie religiös. Es galt als natürlich, die Lust des Fleisches zu suchen, welcher Art sie auch sein mochte. Selbst die Sodomie galt hier als eine sexuelle Freude unter anderen. Das Wort «Laster» wurde in Japan nicht ausgesprochen. Doch wenn es auch die «natürliche Liebe» ist, die in hundert Variationen in diesen Holzschnitten vorgeführt wird: stets sind es gigantische priapische Fantasien.

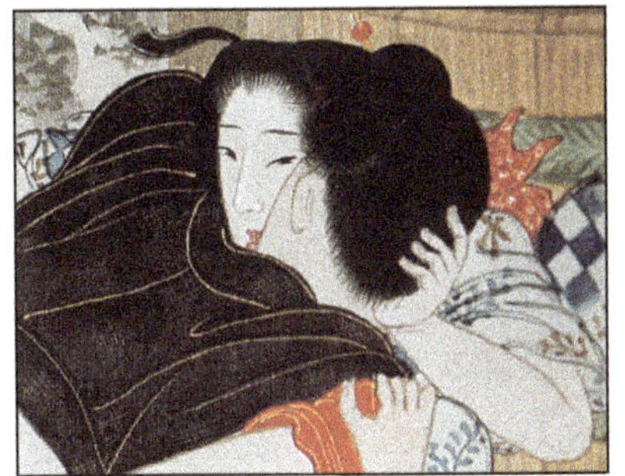

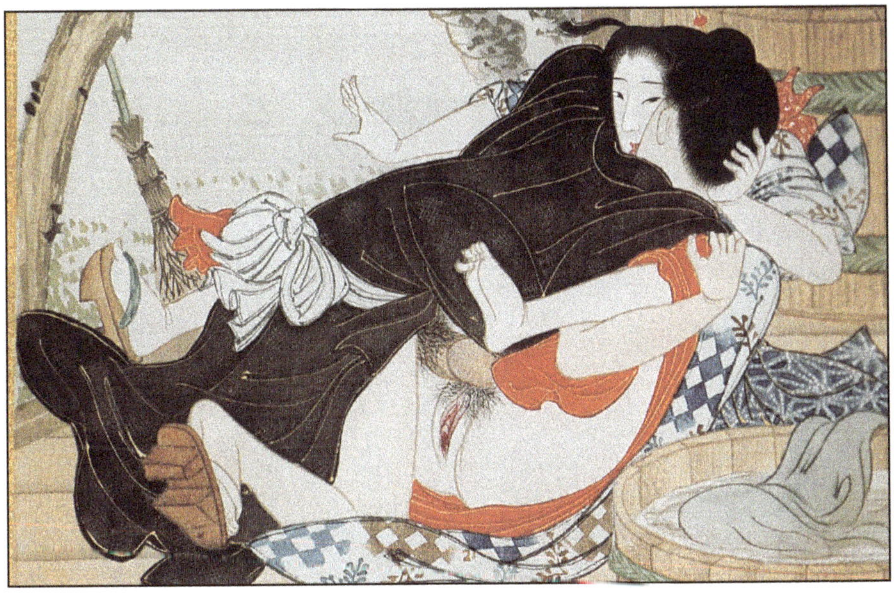

Fast alle großen Holz-
schnittmeister schufen auch
erotische Blätter, manchmal
außerordentlich kostbare unter
Verwendung von Gold, Silber und
Perlmutt. Die Shungas wurden
häufig im Untergrund hergestellt
und die Künstler vermieden es,
ihre Werke zu signieren, oder sie
benutzten Pseudonyme.
Die Auflagen waren meistens sehr
klein und wurden auf dem
Schwarzmarkt gehandelt.

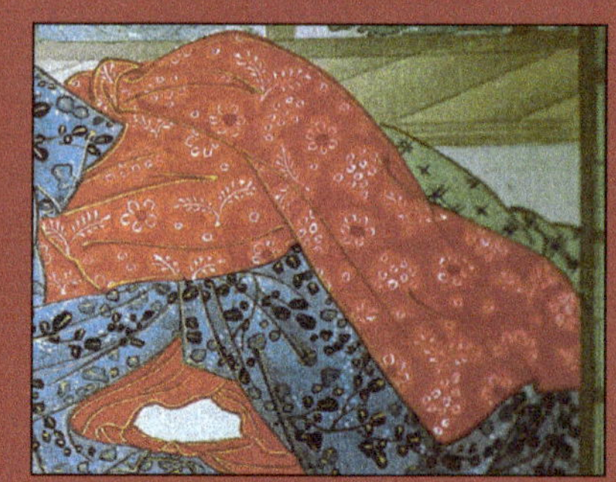

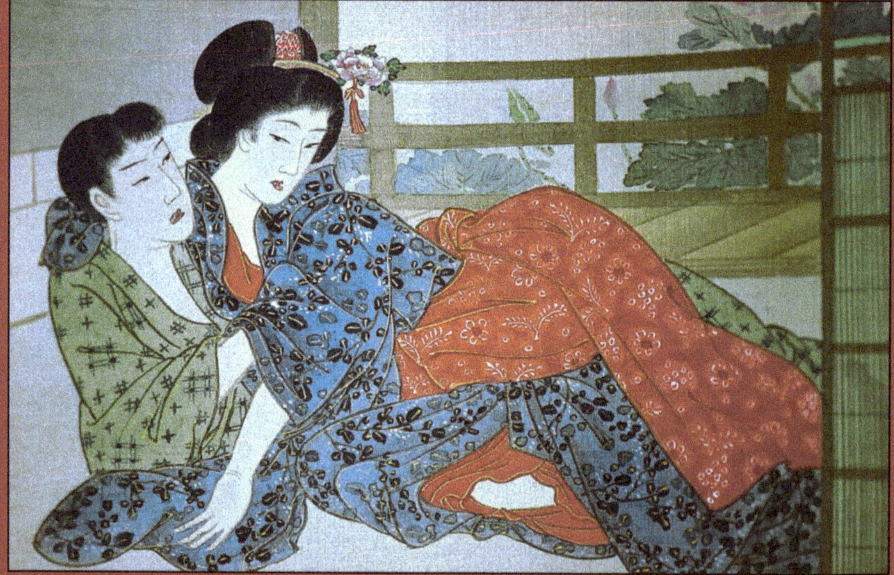

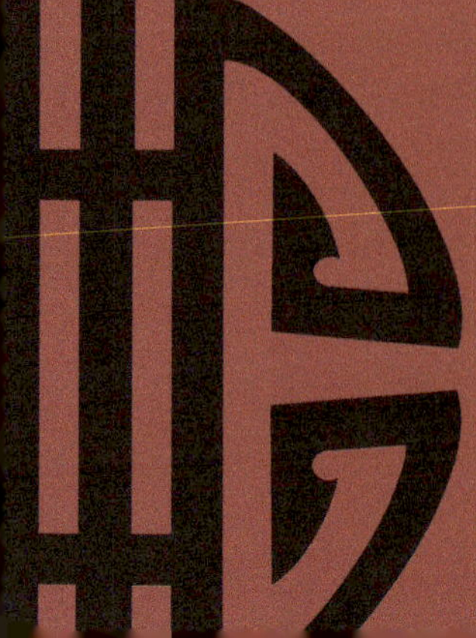

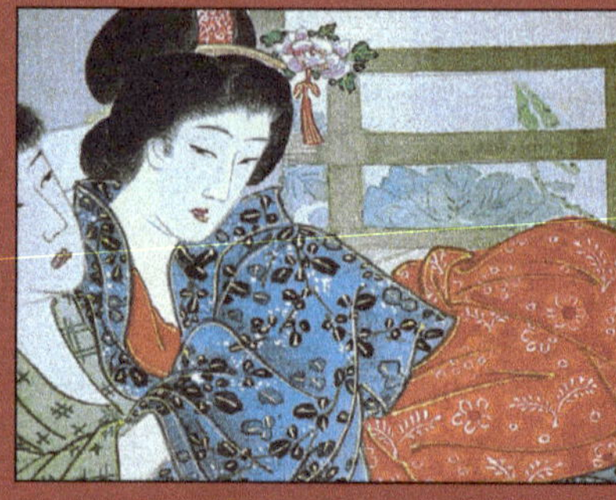

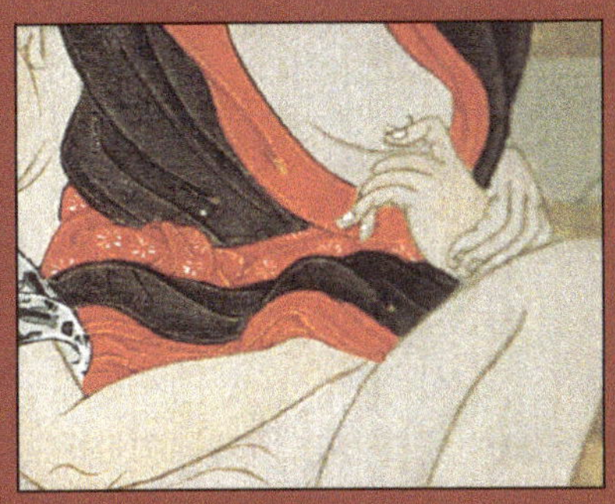

Beim Farbholzschnitt wurde die unerbittliche Reinheit der Linie zur Grundbedingung. Vorsichtig musste der Stecher die Linien aus dem Holz herausschneiden. Es dominierte die Parallelperspektive, d.h., Linien, die in der Realität parallel verliefen, wurden auch parallel gezeichnet. Die Zentralperspektive der europäischen Sichtweise verbreitete sich erst im 19. Jahrhundert. Auch arbeiteten die japanischen Künstler nicht wie die europäischen mit Licht und Schatten. Anfänglich wurden die Blätter nur mit einer Platte gedruckt und dann oft handkoloriert, was ihre Verbreitung natürlich einengte. Im 18. Jahrhundert kam dann der Druck mit mehreren Platten auf.

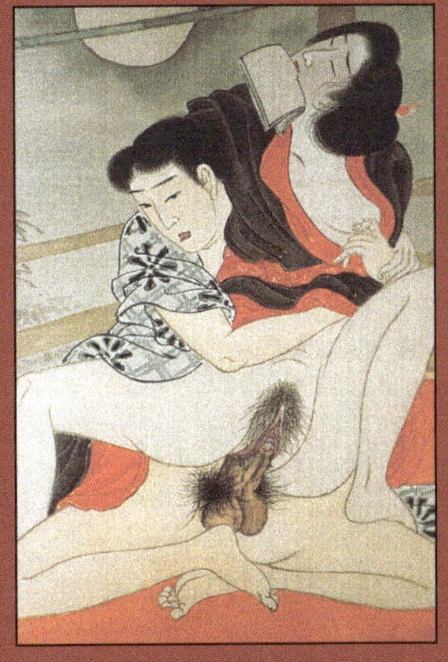

Katsushika Hokusai (1760 - 1848) ist die letzte große Gestalt des Ukyio-e. Danach verlor die Holzschnittkunst an Qualität und Massenauflagen passten sich dem Geschmack des breiten Publikums an. Im zweiten Viertel des 19. Jahrhunderts wurde der Holzschnitt zur Volkskunst.

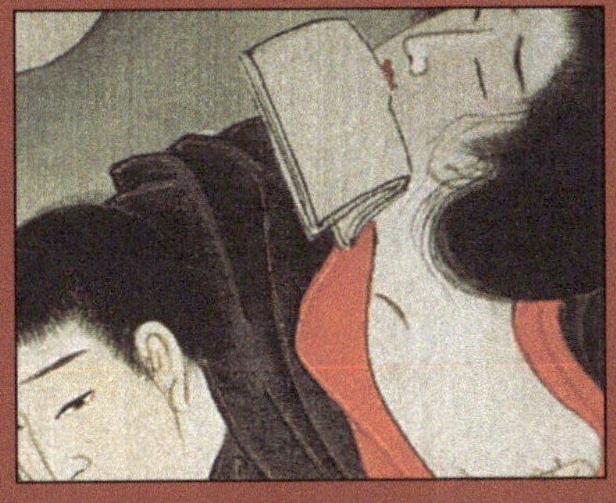

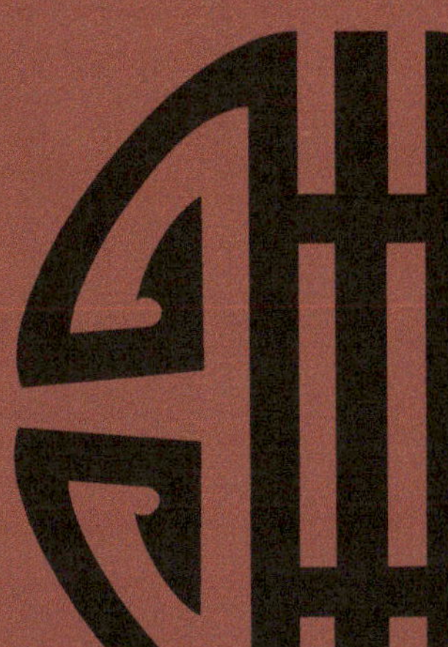

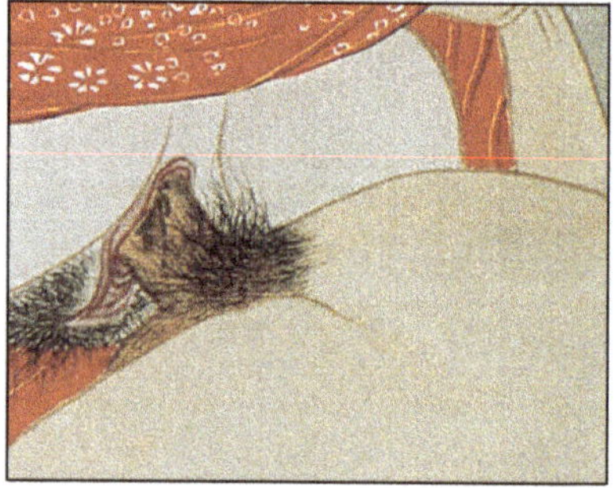

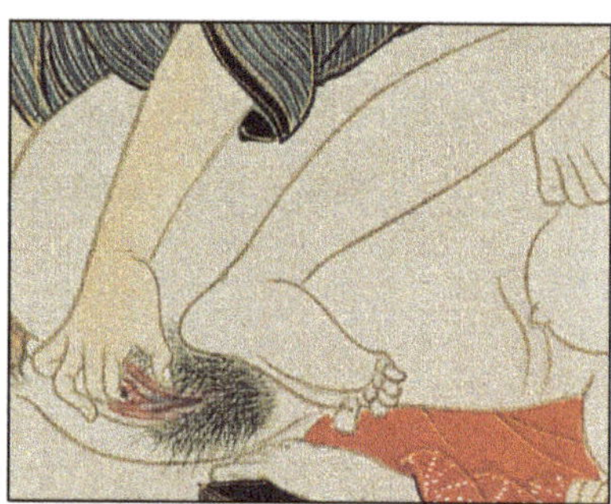

86

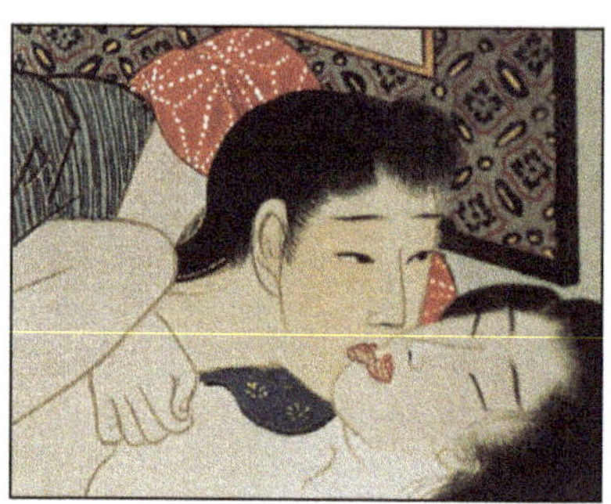

In Europa stufte man die japanischen Farbholzschnitte lange Zeit als jenseits des guten Geschmacks ein. Erst auf den Pariser Weltausstellungen von 1867, 1878 und 1889 entdeckte die westliche Öffentlichkeit den hohen Kunstgehalt der japanischen Holzschnitte. Die erotischen Blätter wurden jedoch der Gründergeneration des Impressionismus vorenthalten. Dennoch ist unübersehbar, welchen Einfluss die Ästhetik der japanischen Holzschnitte auf die Entwicklung der impressionistischen Kunst Europas hatte.

Eine der wohl schönsten Sammlungen japanischer Ukyio-e-Holzschnitte, darunter auch Shunga-Blätter und Bücher, besaß der englische Künstler Aubrey Beardsley, dessen den Jugendstil prägenden Arbeiten den Einfluss japanischer Holzschnittkunst aufweisen.

Auch Toulouse-Lautrec besass eine fantastische Sammlung, von der heute nur noch einige Fotos erhalten sind. Er schien sich besonders für Bilder interessiert zu haben, in denen gewalttätige Gespenster ihr Unwesen treiben, oder Frauen von Tieren, Affen, Füchsen, Dachsen und Vampiren umarmt werden.

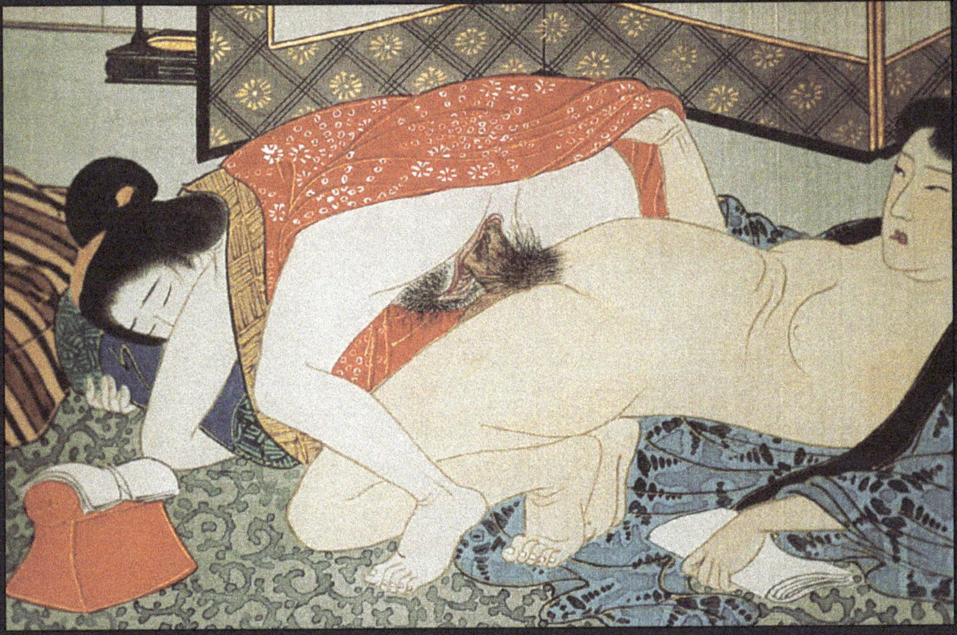

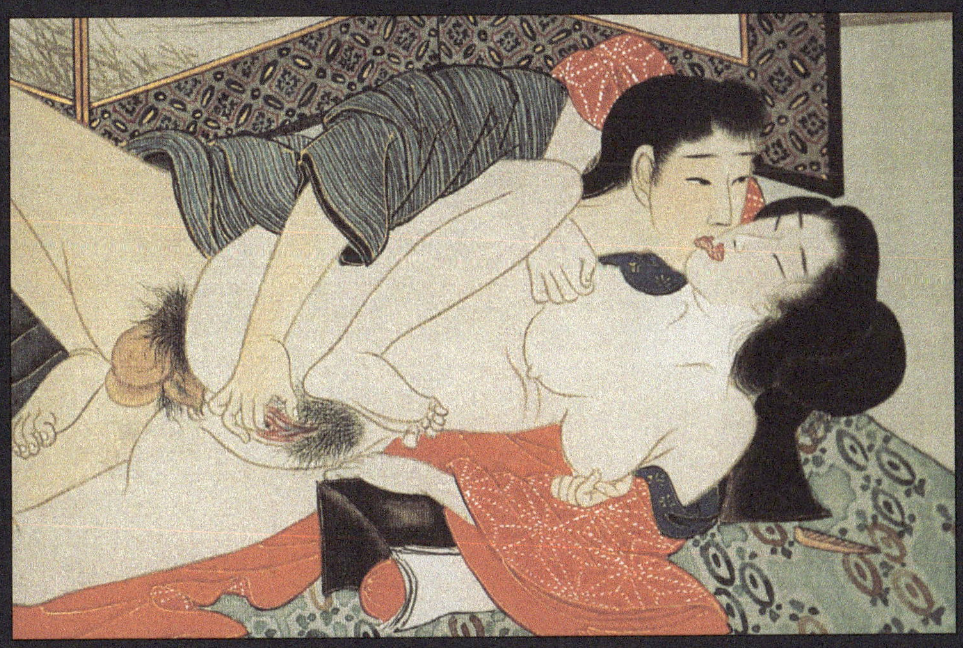

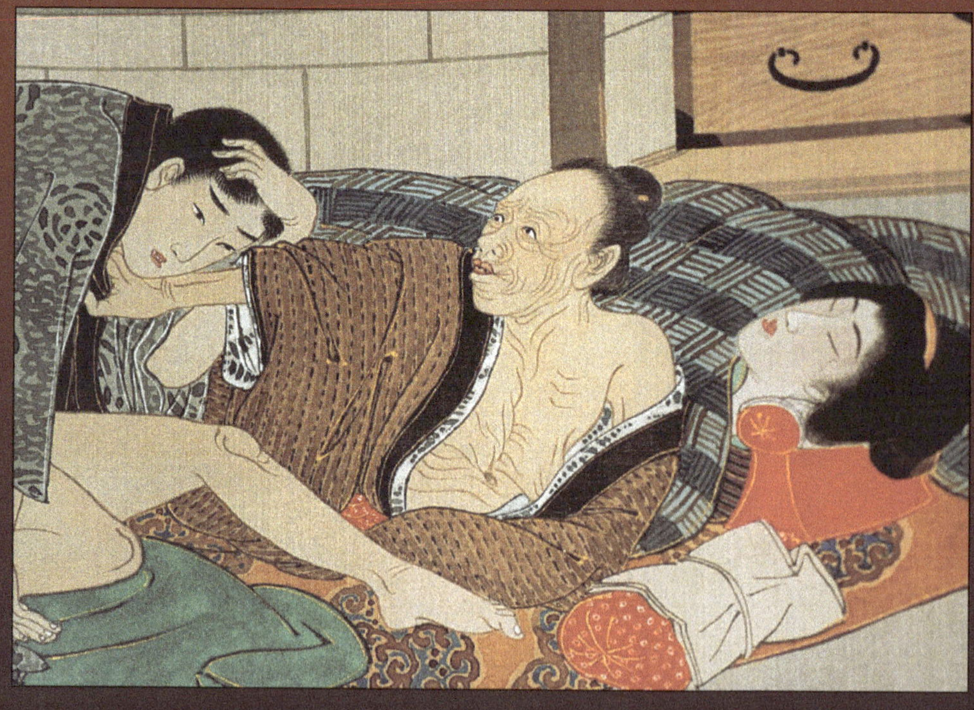

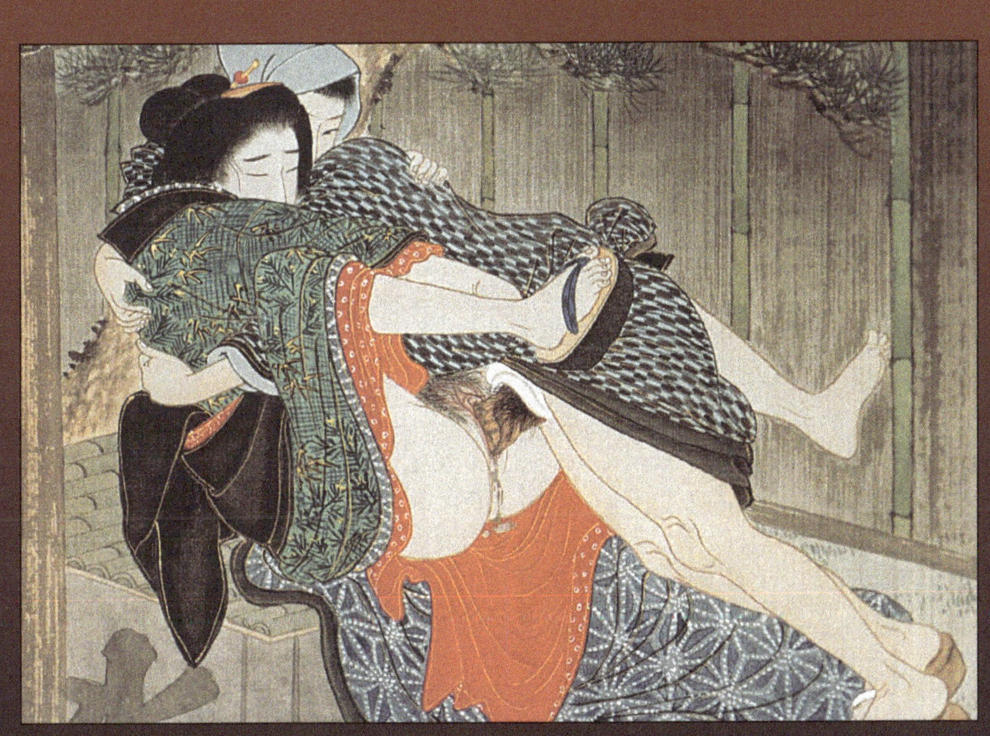

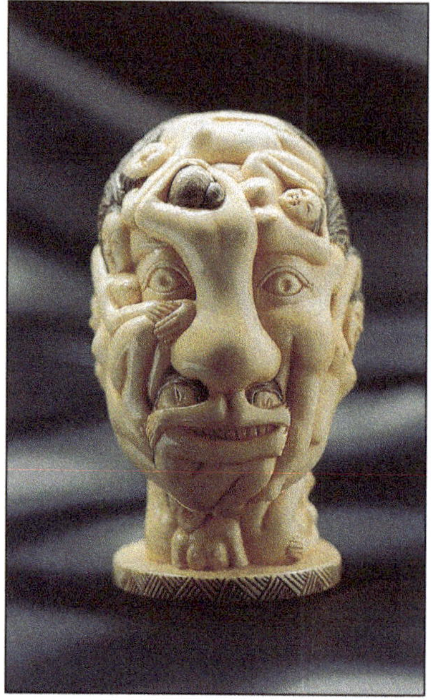

90

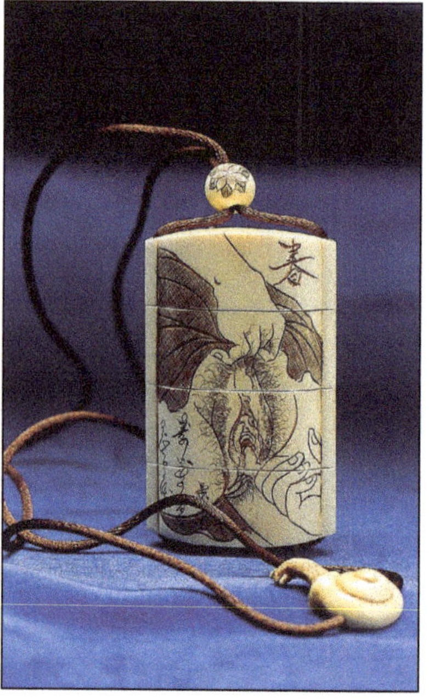

Auch in Japan blieben diese intimen Blätter im letzten Jahrhundert unter Verschluss. Mit der Industrialisierung öffnete Japan sich westlichen Einflüssen, was zur Folge hatte, dass die erotischen Holzschnitte verschwanden. Seit der Thronbesteigung der Meiji-Kaiser im Jahre 1868 versuchte Japan, sich Europa anzunähern. Allzu deutliche Manifestationen der Fruchtbarkeitskulte, insbesondere in der Form schlichter Männlichkeitssymbolik, wurden unterdrückt, da sie als unwürdig für eine fortschrittliche Nation galten. Die amerikanische Besetzung nach dem Kriege gab der Shinto-Religion schließlich den Gnadenstoß.

Heute werden die meisten der im Westen auftauchenden und zum Verkauf angebotenen klassischen Shunga von japanischen Händlern erstanden und finden so den Weg zurück in ihr Ursprungsland.

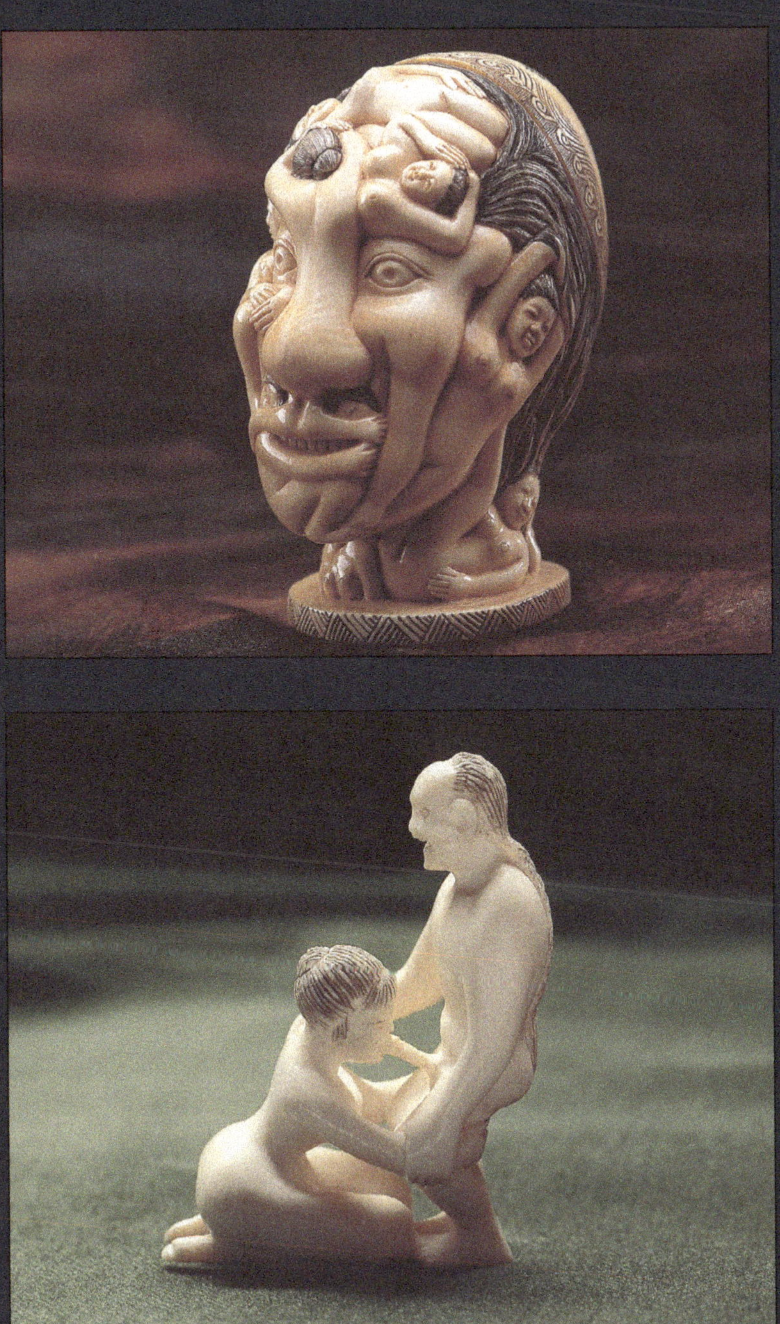

92

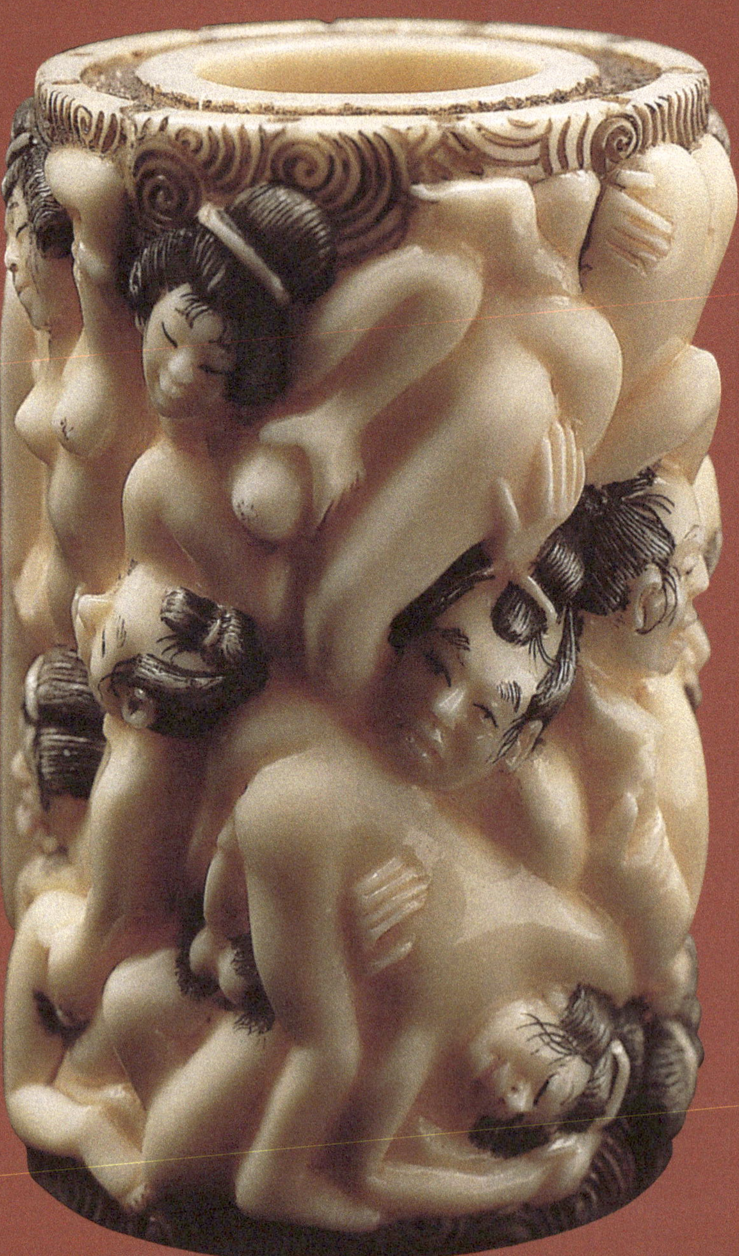

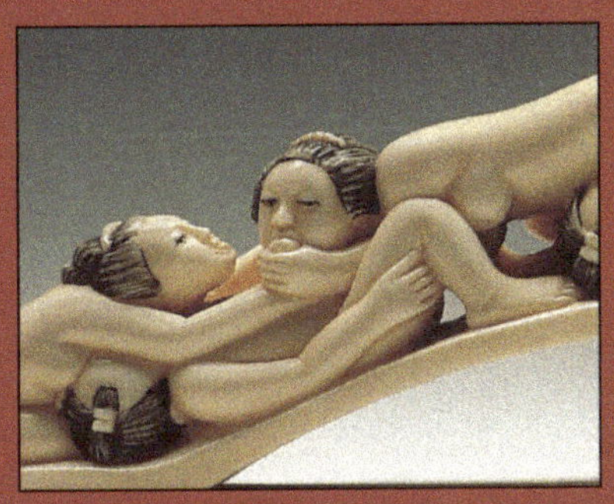

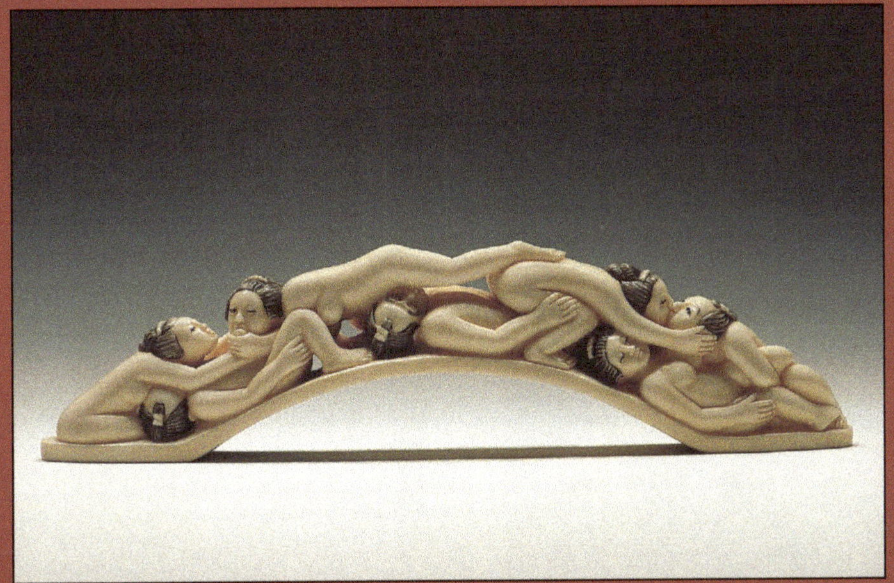

93

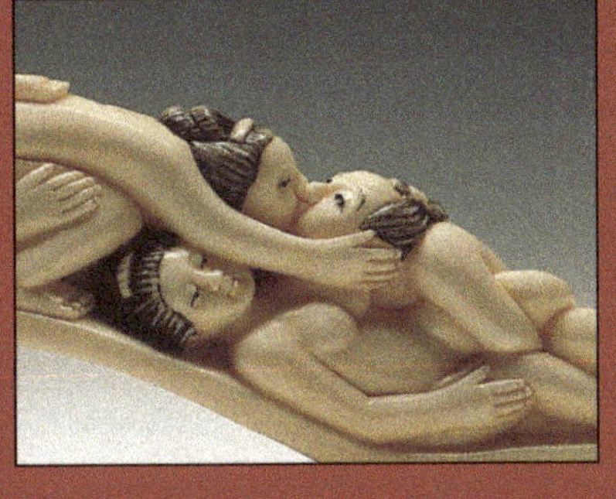

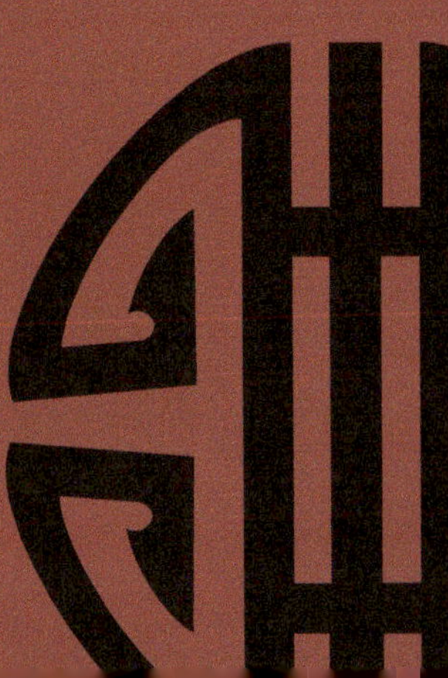

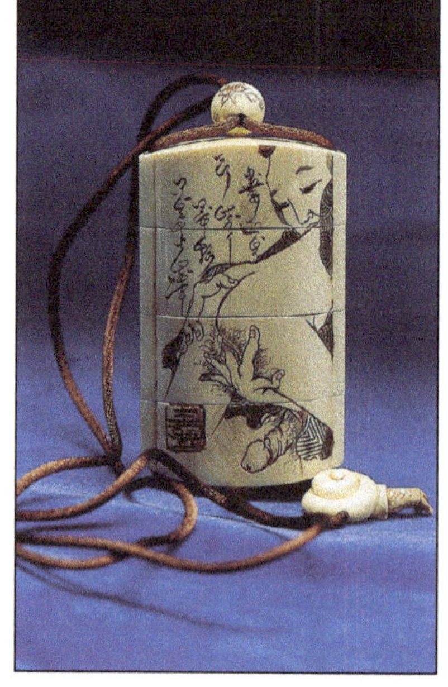

94

Erst als im Jahre 1973 in einer umfassenden Ausstellung japanischer Holzschnitte im Victoria und Albert-Museum in London auch den erotischen Holzschnitten die ihnen zukommende Bedeutung eingeräumt wurde, erkannten viele Kunstfreunde ihren besonderen Rang.

Vielleicht müssen wir heute einen neuen Blick auf diese Kunstwerke richten, die über hundertfünfzig Jahre für uns Europäer nicht mehr als Projektionsflächen von Sehnsüchten nach einer vom Sündenbegriff unbefleckten Sexualität waren.

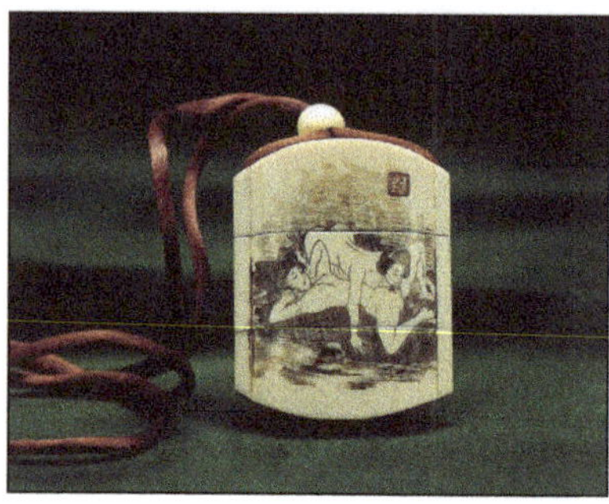

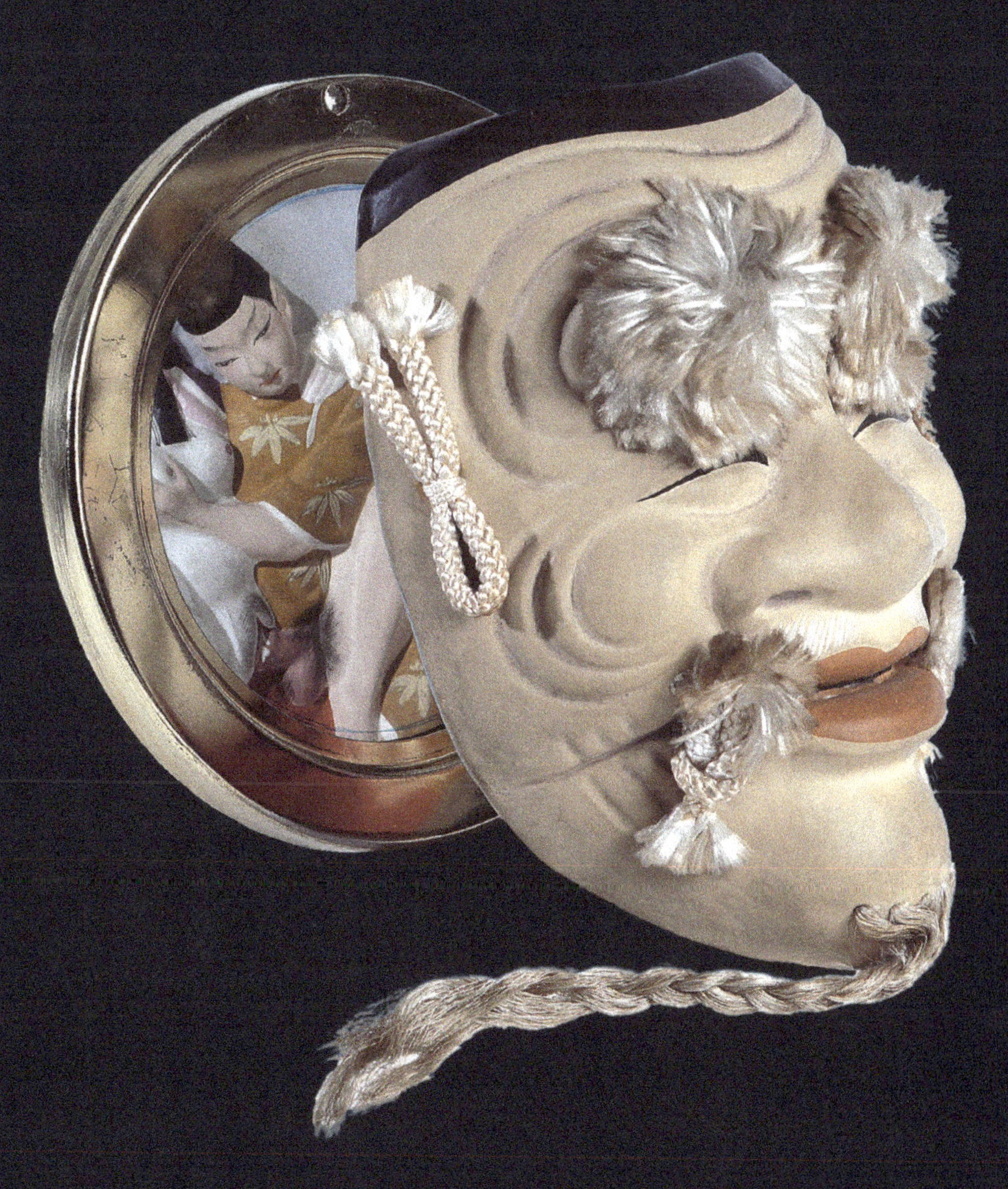

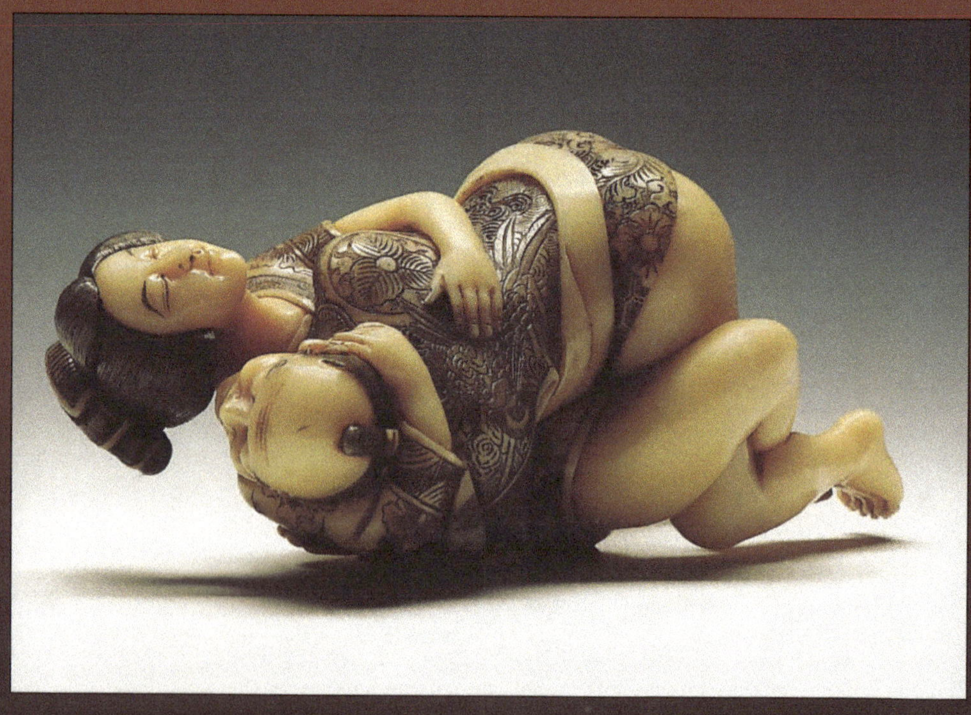

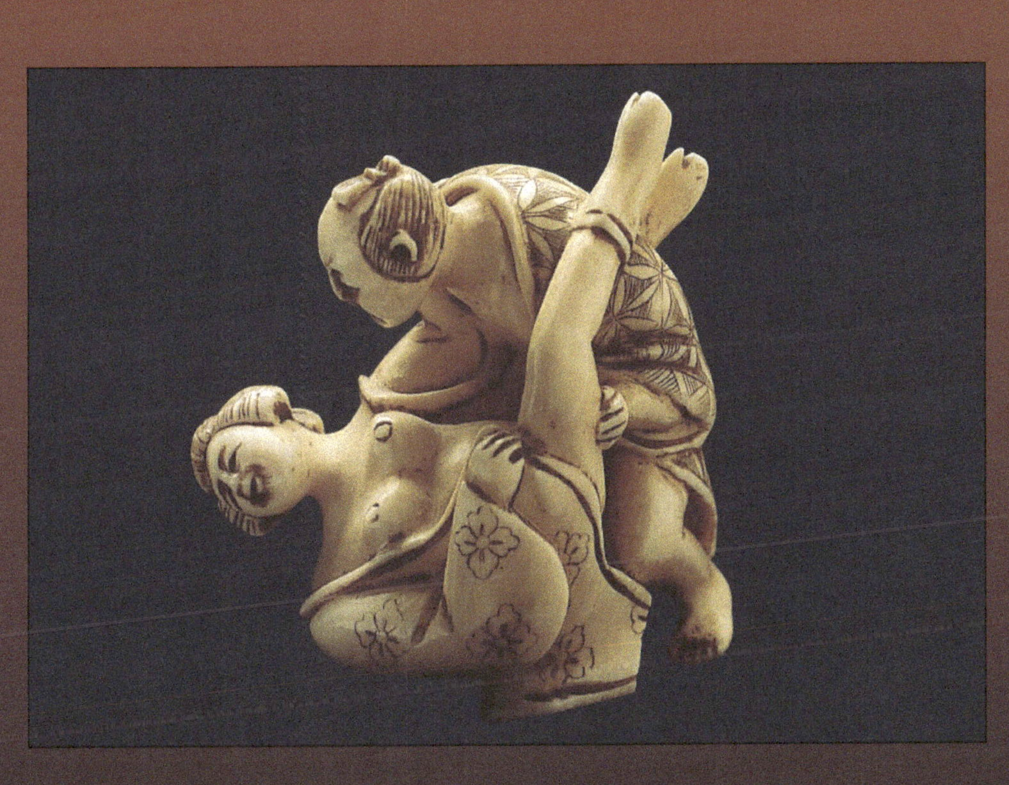

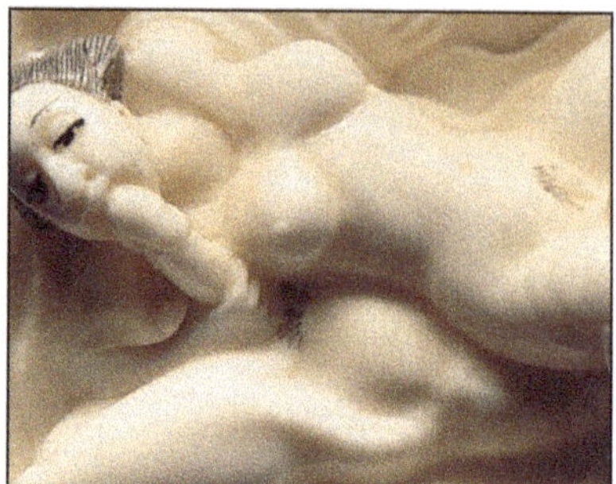

98

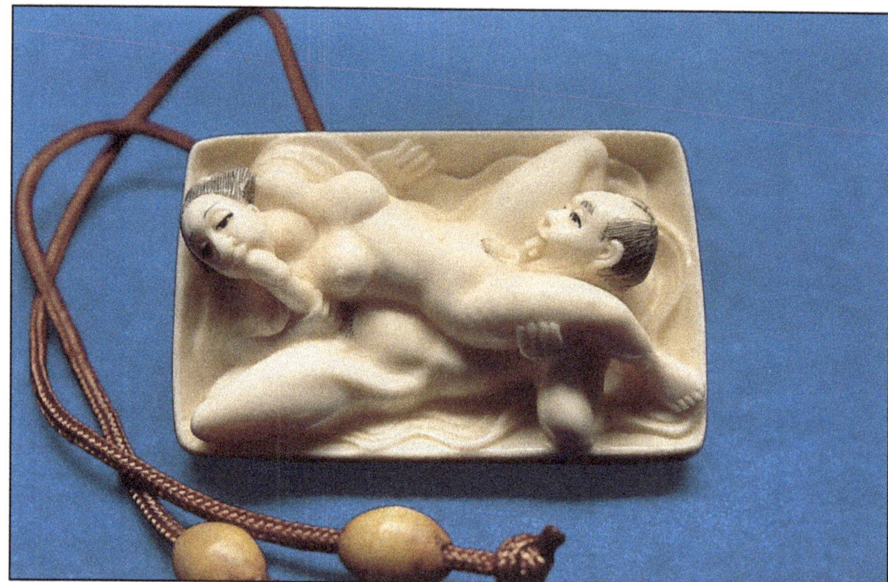

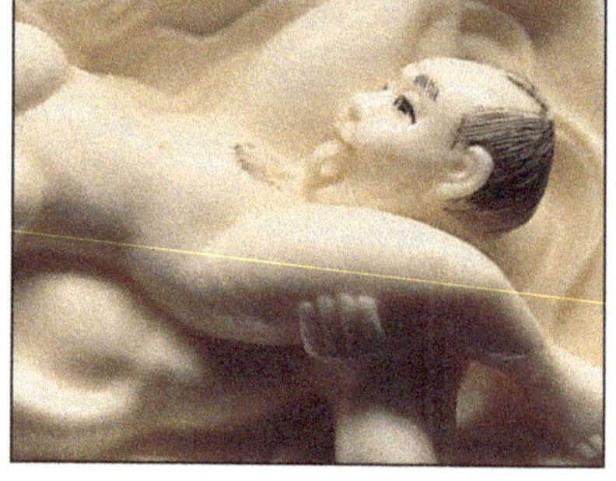

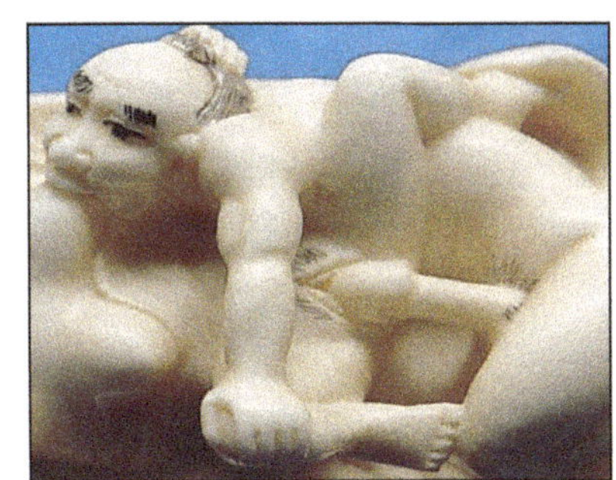

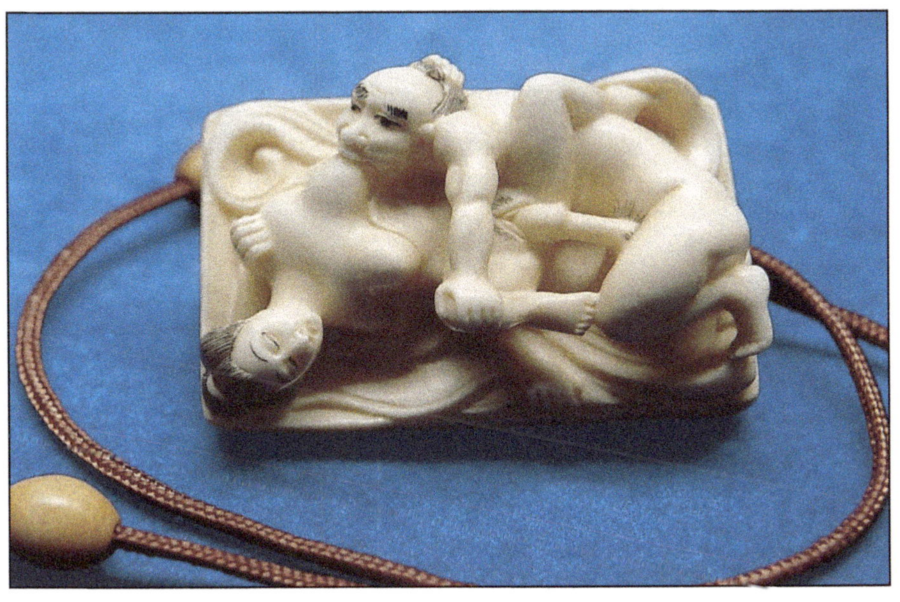

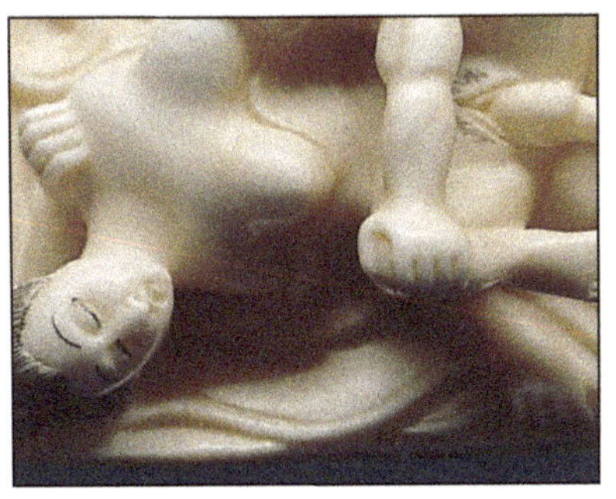

100

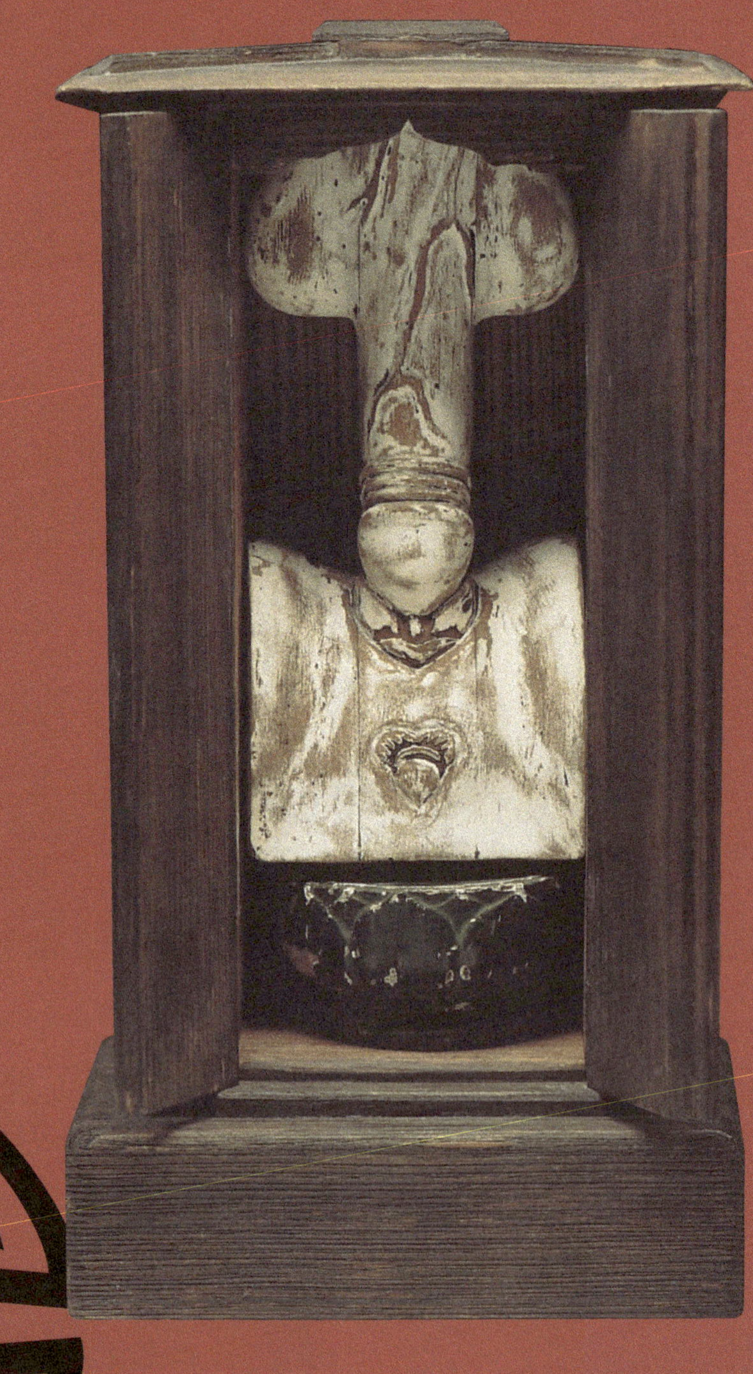

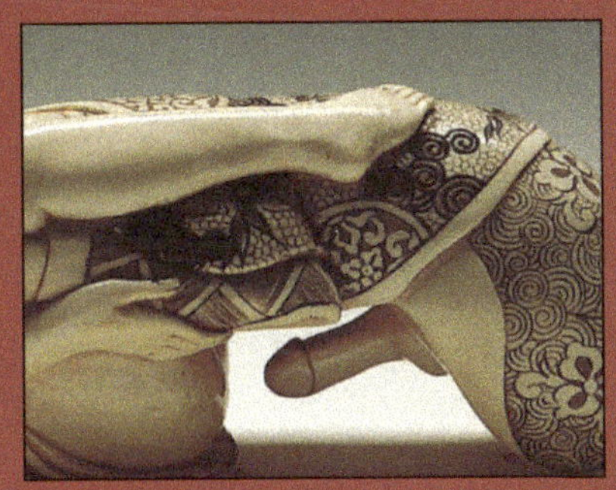

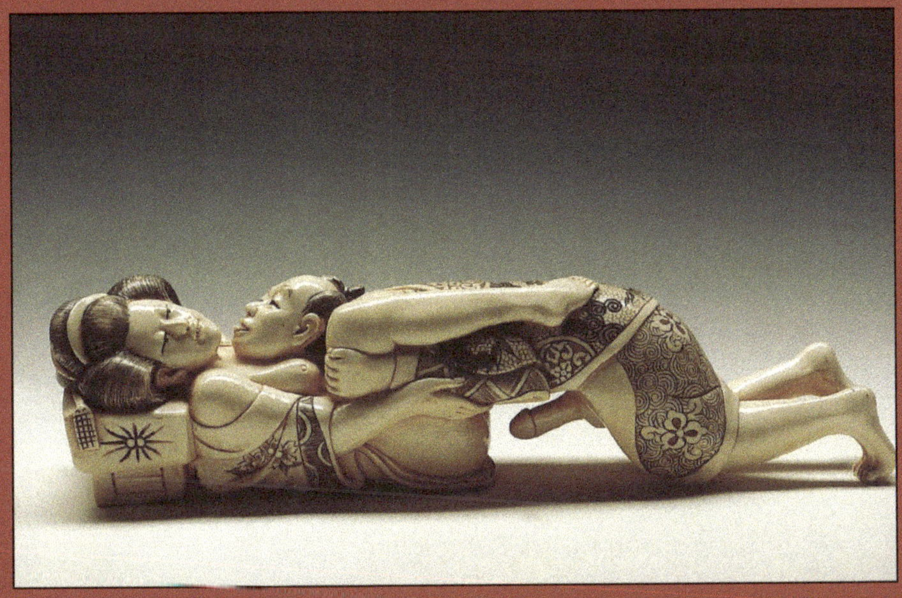

101

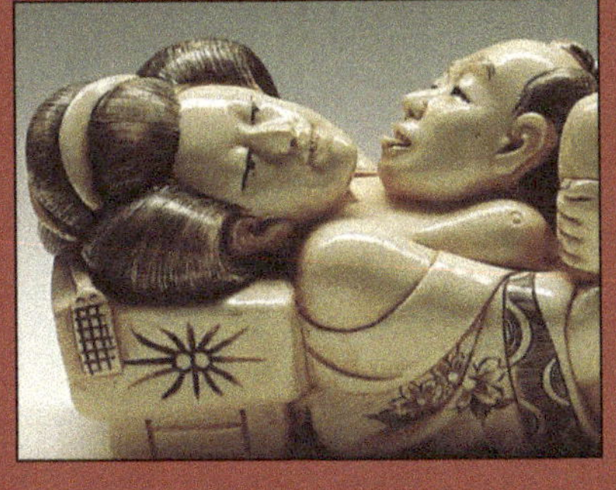

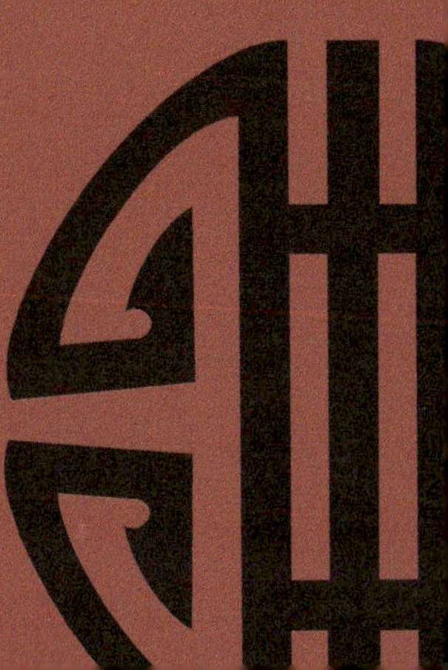

Erster Teil: Zur chinesischen Erotik

Zu den chinesischen Bildern(S. 4 bis 27):
„Seidenmalerei aus chinesischem Hochzeitsbuch".
Durchweg handelt es sich um Seidenmalereien aus chinesischen
Hochzeitsbüchern des 18. und 19. Jahrhunderts.

Die Hochzeitsbücher aus dem 18. und 19. Jahrhundert sind aufwen-
dig gestaltete „Bilderbücher", die verschiedene sexuelle
Grundpositionen zeigen. Reiche chinesische Mädchen erhielten sie
zur „Aufklärung" am Tage vor ihrer Hochzeit.

S. 28:   Zwei Kassettenschreine, China, Jahrhundertwende.
Oben: ,,Das Spiel von Wolke und Regen". Unten:
Lesbisches Paar, sich mit einem Dildo vergnügend.

S. 29:   Porzellan-Erdnuss, einliegend ein aus Hartholz
geschnitztes Liebespaar. Ende des 19. Jahrhunderts.
Die Erdnuss symbolisiert Fruchtbarkeit.

S. 30/31 Mitte: Chinesische Porzellanfrüchte, im Innern ein kopulierendes Pärchen verbergend. Um 1920.

S. 30/31: (oben und unten): Chinesisches Porzellan:
Kopulierende Pärchen. Um 1900.

S. 32:   (oben) Liebespaar in einem von 2 Enten angetriebenen
Boot. Elfenbeinschnitzerei. Um 1900. Unten:
Snuffbottle aus Porzellan, bemalt. Um 1920.

S. 33:   ,,Die gute Tat". Gruppe im Stil des 18. Jahrhunderts.
Glasierte Terrakotta.

S. 34/35: Chinesisches Porzellan: Kopulierende Pärchen. Um
1900.

S. 36:   Drei Elfenbein-Phalli unterschiedlicher Größe, als
Dildos verwendbar. 19. Jahrhundert.

S. 37:   Kassette mit erotischer Glasmalerei. Um 1900.

S. 38/39: Chinesische Porzellanfrüchte, im Innern jeweils ein
kopulierendes Pärchen verbergend. Um 1920.

Zweiter Teil: Zur japanischen Erotik

Layout:
Baseline Co. Ltd
Ho-Chi-Minh-Stadt, Vietnam

© 2020 Confidential Concepts, Worldwide, USA
© 2020 Parkstone Press International, New York, USA
Image-Bar www.image-bar.com

ISBN: 978-1-64699-169-3

Gedruckt

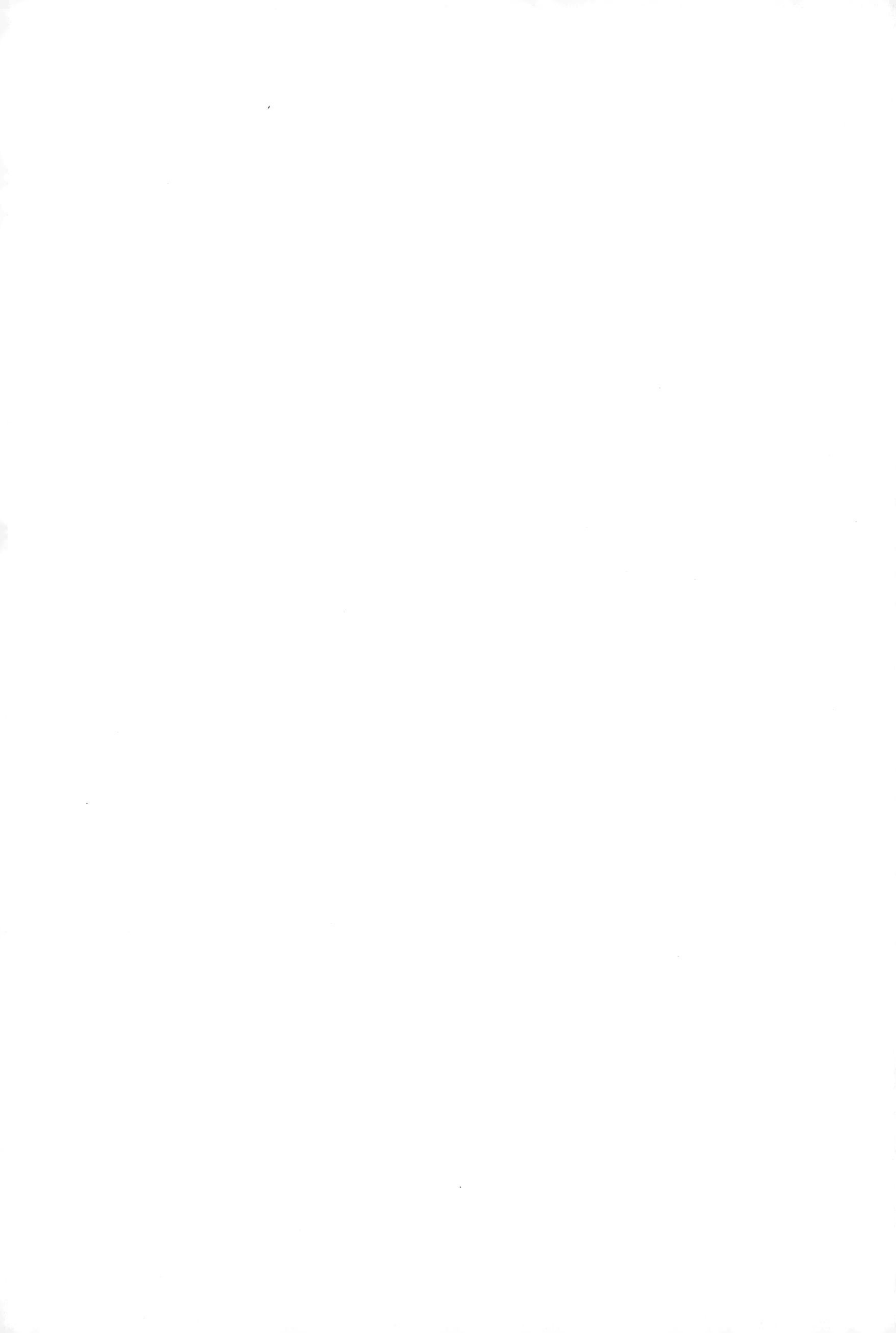